뇌박사 박주홍의

뇌졸중 이야기

한의학박사&의학박사가 집대성한
뇌질환 3부작의 완결판!

박주홍 지음

KB053215

BM 성안북스

뇌졸중,
뇌가 바람을 맞기 전에
미리 예방하세요.

뇌졸중(중풍, 中風)은 우리나라 60세 이상 사망 원인 1위이자, 전 세계적으로도 단일질환으로는 사망 원인 1위를 차지하고 있으며, 생존해도 신체 마비, 언어장애 등 치명적인 후유증이 남을 수 있는 무서운 병이다.

뇌졸중은 전 세계적으로 사망 및 성인 장애(disability)의 가장 중요한 원인 질환으로 알려져 있다. 전 세계 인구 6명 중 1명은 자신의 일생 중에 뇌졸중을 경험한다. 그리고 전 세계적으로 2초에 1명씩 뇌졸중 환자가 발생하고, 6초에 1명씩 뇌졸중으로 사망하고 있다. 세계보건기구(WHO, World Health Organization)의 2004년 보고서에 따르면, 매년 전 세계적으로 1,500만 명의 뇌졸중이 발생하여 500만 명 이상이 뇌졸중으로 사망하며, 약 500만 명은 뇌졸중으로 인한 심각한 장애를 가지고 살게 된다고 밝혔다. 그리고 뇌졸중 유병률은 약 3,000만 명에 이르며 전 세계 인구 사망 원인의 약 9.7%가 뇌졸중이었다.

필자가 치매, 파킨슨병과 함께 3대 퇴행성 뇌질환 중 하나인 뇌졸중을 뇌 관련 책 시리즈의 마지막에라도 다루게 된 것은 '노인이 되면 당연히 맞는 무섭지만 피할 수 없는 질병'이라는 꼬리표를 떼어야 한다는 일종의 사명감 때문이다. 인간의 뇌는 뇌동맥을 통해 들어오는 혈액으로부터 산소와 영양분을 공급받는다. 그런데 어떠한 이유로든 뇌혈관이 막히거나 터져서 뇌로의 산소와 영양분의 공급이 부족해지면 뇌가 손상된다. 이로 인해 나타나는 신경학적 증상을 뇌졸중(腦卒中)이라고 부른다.

한의학에서는 뇌졸중을 중풍(中風), 혹은 이를 줄여서 풍

(風)이라고 지칭한다. 중풍의 증상은 '태풍과 같은 바람에 맞은' 형태이며, 뇌졸중은 '뇌가 갑자기 적중(的中)되었음'을 의미한다. 즉, 뇌졸중 혹은 중풍은 갑자기 쓰러져 의식 장애를 일으키고 반신불수가 되는 등의 고통스러운 장애가 마치 자연계의 거센 태풍에 직격탄을 맞은 것과 같다는 의미이다. 그래서 아마 연세가 좀 있으신 분이라면 뇌졸중이란 단어보다 중풍이 더 익숙할 것이다.

그러나 나는 노인이 되면 반드시 뇌졸중(중풍)에 걸릴 것이라는 막연한 두려움보다는 뇌졸중이 어떻게 오고, 전조 증상은 어떠하며, 미리 예방하기 위해서 각자가 해야 할 일은 무엇인가를 아는 것이 중요하다고 생각한다.

뇌졸중은 치매와 함께 건강한 사람들도 평소에 가장 신경을 많이 쓰는 질병들 중의 하나이기도 하며, 다른 질병들도 마찬가지겠지만 뇌졸중이 자신뿐만 아니라 가족에게도 큰 피해를 준다고 생각하기 때문이다. 이런 이유로 필자에게 뇌졸중 조기 진단을 비롯해 예방 및 치료를 받으러 오는 모범생 어르신들이 많다. 이것은 정말 두 손 들고 환영할, 아주 바람직한 현상이다. 호미로 막을 일을 굴착기로도 못 막는 일이 뇌졸중이라고 생각하기 때문이다.

많은 분이 병원을 찾아 뇌 관련 질환은 물론, 노인성 질환을 호미로 막는 착하고 가성비 높은 행동을 하시지만, 여전히 대수롭지 않게 생각하거나 귀찮아서 차일피일 예방법 학습과 실천을 미루시는 분들도 많다.

이 책은 그런 분들을 위해서 준비한 것이라고 보아도 될 것이다. 인구의 노령화와 더불어 뇌졸중의 위험성은 점점 더 커지고 있다. 건강보험심사평가원에 따르면 2019년 1년 동안 뇌졸중으로 진료 받은 환자 수는 61만 3,824명이었다. 서구화된 식습관과 예전보다 우리가 오래 살게 되었기에 뇌졸중 환자 수도 시간이 지날수록 늘어날 것이다.

부디 이 책을 통해서 뇌졸중에 대해서 보다 경각심을 가지고, 마음가짐과 음식, 생활습관을 개선하고, 운동하면서 질병을 멀리하는 시간을 가지길 간절히 바랄 뿐이다.

2024년 1월 12일
뇌졸중 없는 행복한 세상을 꿈꾸며
한의학박사·의학박사·보건학석사 박주홍

목차

2 PART ⋯⋯⋯⋯⋯⋯⋯⋯⋯⋯⋯⋯⋯⋯⋯

뇌졸중의 진실과 오해　　124

2막 │ 뇌졸중을 예방하다

3 PART ⋯⋯⋯⋯⋯⋯⋯⋯⋯⋯⋯⋯⋯⋯⋯⋯
음식, 건강을 요리하다　　190

4 PART
생활습관, 모든 질병을 예방하다   262

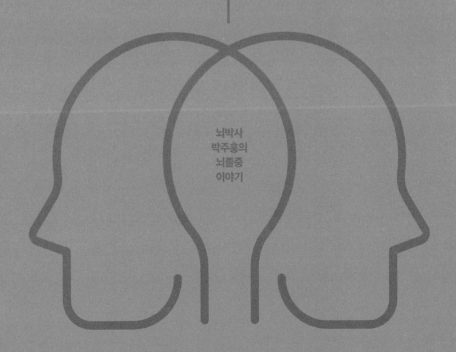

1막

뇌졸중을
이해하다

뇌박사
박주홍의
뇌졸중
이야기

P A R T

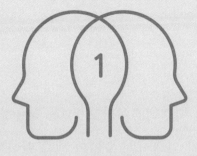

1

뇌졸중
이해하기

우리의 뇌를 알아야 한다

지피지기면 백전백승이라고 한다. 뇌졸중을 이해하고 예방·치료하기 위해서는 우리의 뇌를 알아야 한다. 그런데 우리는 우리의 뇌를 잘 모른다. 20~30년 전만 해도 뇌과학을 연구하는 학자가 아닌 이상 평범한 사람이 뇌에 대해 알 수 있는 방법은 많지 않았다. 그러나 정보가 무한대로 범람하는 요즘은 인터넷에 뇌 관련 글자 몇 개만 검색해도 수많은 정보를 확인할 수 있다. 우리가 해야 할 건 그토록 많은 정보 중에 자신에게 맞는 정보를 찾아내는 것이다. 이처럼 편리한 시대에 살고 있음에도 우리가 뇌를 잘 모르는 건 관심의 문제라고 볼 수 있다. 물론, 자신에게 도움을 줄 수 있는 좋은 정보를 찾았음에도 낯선 용어로 나열된 의학적 지식의 벽에 부딪혔을 수 있다.

우리에게 필요한 정보의 양은 방대하지 않다. 약간의 노력을 들여 최소한의 지식 정도만 가져와도 충분하다. 언제나 그렇듯 최소한의 범위는 상대적이므로 어느 정도인지 명확하게 밝히긴 어렵다. 그러나 뇌와 뇌졸중에 조금의 관심을 둘 마음이 있는 사람이라면 누구나 손에 쥘 수 있는 양이므로 겁먹을 필요는 없다. 하나하나씩 천천히 알아 가면 된다. 모르는 것보다는 무조건 나은 상황이다.

뇌를 이해하자

인간의 뇌는 아주 복잡하게 이루어져 있다. 뇌과학 분야가 발달한 현재에도 뇌의 신비는 여전하다. 우리가 알고 있는 뇌와 관련된 여러 가지 이름은 해부학적 실체라기보다 기능적 명칭에 가깝다. 그렇기에 과학 기술이 엄청나게 발전한다고 해도 뇌는 여전히 미지의 영역에 남아 있을 확률이 높다.

겉으로 보이는 부분부터 하나씩 확인해보자. 성인의 뇌 무게는 약 1,400~1,600g이다. 이때 성인 몸무게를 대략 70kg이라고 가정한다면, 뇌는 몸무게의 약 2%에 해당한다. 참고로 개의 뇌 무게는 약 60g, 침팬지의 뇌 무게는 약 380g이다. 인간의 뇌와 비슷한 무게를 지닌 동물은 돌고

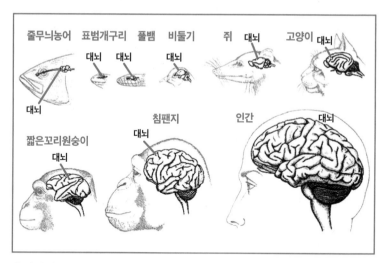

| 인간과 동물의 뇌 사진 비교 |

래로 알려져 있다. 동물의 뇌를 연구하는 과학자들은 지능이 높은 동물이 뇌가 무겁지만, 뇌가 무거울수록 지능이 무조건 높다고 말할 수는 없다고 한다. 코끼리와 고래의 뇌가 인간의 뇌보다 각각 2배, 4배 더 무겁지만, 인간의 지능보다 높다고 말할 수는 없기 때문이다.

이렇듯 몸무게의 약 2%에 해당하는 뇌를 가지고도 일상에서 많은 것을 할 수 있는 이유는 뇌에서 소비되는 에너지의 양 때문이다. 뇌는 한 사람이 가진 에너지의 20%에 가까운 양을 소비한다. 이는 무게 대비 엄청난 에너지의 양으로 볼 수 있다. 그렇다면 우리는 이 에너지를 일상에서 어떻게 사용하는 걸까?

우리의 뇌는 생물학적인 활동을 진행한다. 뇌는 심장과 직접적인 연결 고리를 지니고 있다. 뇌가 정상적으로 작동하기 위해서는 심장에서 나오는 혈액의 약 20%가 필요하다. 만약 몸에 문제가 생겨서 심장에서 뇌로 공급되는 혈액이 10초 정도만 차단되어도 우리는 의식을 잃을 수 있다. 물론 이를 단순 기절로도 볼 수 있지만, 공급에 문제가 되는 시간이 증가하면 더 심각한 문제가 발생할 수 있다. 혈액 공급은 생명에도 영향을 미치기 때문이다. 그러나 흔히 인체의 신비라 말하는 것처럼 우리의 몸은 이러한 긴급 상황에 대비하는 여러 방책을 준비해 놓고 있다. 예를 들어 뇌에 들어오는 혈액이 줄어들면 심장에 신호를 보내 더 빠르고 강력하게 뛰도록 한다. 그리고 이를 받아들인 심장은 평소보다 더 많은 혈액을 뇌로 내보냄으로써 심각한 문제를 예방한다.

인간의 뇌는 단순 생물학적인 부분을 넘어 생각, 감각, 판단, 사고 등 눈으로 보고 손으로 만질 수 없는 추상적인 것들을 수없이 담당하여 사회 속에서 인간다운 삶을 살게 한다. 우리가 글을 읽고, 그림을 그리고, 수학 문제를 풀고, 언어를 공부하는 모든 영역이 뇌가 정상적으로 가동하고 있다는 증거이다.

전문 학자가 아닌 평범한 사람이 뇌의 복잡한 부분을 모두 알 필요는 없다. 그러나 적어도 뇌의 구조 중, 4군데는 알아둘 필요가 있다. 바로 대뇌, 소뇌, 뇌간 그리고 변연계이다. 다음 목차에서 자세히 설명할 텐데, 이들의 개념만 어느 정도 이해하고 있다면 전반적인 뇌의 구조와 기능에 대해서는 충분히 알고 있다고 볼 수 있다.

그 전에 뉴런(neuron, 신경 세포[神經細胞] 또는 신경원[神經元])의 개념에 대해서 간단하게 이해하고 넘어갈 필요가 있다. 물론 뉴런만으로 모든 신경계를 설명할 수는 없으나, 뇌를 이야기할 때 뉴런을 빼고 설명하기는 어렵다. 뉴런은 신경계를 구성하는 신경 세포로 자극과 흥분을 전달하는 역할을 한다. 뉴런의 생김새는 마치 전깃줄처럼 보이는데, 외부에서 자극을 받았을 경우 전기를 발생시켜 다른 세포에 정보를 전달하는 게 뉴런의 역할이다. 뉴런은 그 역할에 따라 감각 뉴런, 연합 뉴런, 운동 뉴런으로 나눌 수 있다. 먼저 감각 뉴런은 감각 신경을 구성하며 감각 기관에서 일어난 자극을 뇌와 척수로 구성된 중추 신경계로 전달한다. 이후 중추 신경을 이루는 연합 뉴런이 감각 뉴런으로부터 전달받은 자극을 판단하여 운동 뉴런을 통해 반응을 내놓게 된다.

일반적으로 인간 신경계의 뉴런 개수는 약 1,000억 개 전후이며, 약 1조 개 정도로 추정하기도 한다. 이렇듯 수많은 뉴런이 조화롭게 구성되고, 제대로 된 기능을 수행할 때 인간은 비로소 균형 잡힌 특정 행동을 만들어 낼 수가 있다.

뇌의 구조를 이해하자

두뇌의 하드 디스크, 대뇌

대뇌는 우리가 흔히 '뇌'라고 말하는 부위로, 기억을 저장하며, 외부 자극을 뇌로 전달하는 역할을 수행한다. 컴퓨터로 따지면 하드 디스크를 담당하는 것이다. 대뇌는 뇌 전체 무게의 80%를 차지할 만큼 큰 부위지만, 대뇌에 있는 200억 개 전후의 뉴런을 담기 위해서 아주 복잡하게 주름져 있다.

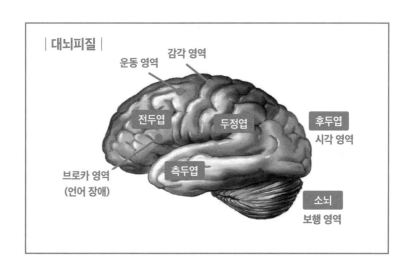

| 대뇌피질 |

운동 영역　감각 영역

전두엽　두정엽　후두엽

시각 영역

브로카 영역
(언어 장애)

측두엽

소뇌

보행 영역

　　대뇌는 크게 '구피질'과 '신피질'로 나뉜다. 구피질은 신
피질의 안쪽에 위치하며, 흔히 포유류의 뇌로 불린다. 또
구피질은 인간의 생존을 위해 필요한 최소한의 식욕, 수
면욕, 성욕 등을 느끼며, 사람 간의 정서와 유대 관계에 깊
은 관여를 가진다. 한편 신피질은 흔히 영장류의 뇌로 불
린다. 대뇌의 표면부에 있다고 하여 대뇌피질이라고도 하
는 이 신피질은 언어와 사고, 기억과 지각을 담당함으로
써 인간이 '인간답게' 살아가는 데 큰 역할을 한다. 일반적
으로 우리가 아는 대뇌는 대부분 신피질에 속한다. 이때

신피질은 위치에 따라 '앞쪽 뇌'와 '뒤쪽 뇌'로 나뉘는데, 여기서 앞쪽 뇌는 '전두엽', 뒤쪽 뇌는 '두정엽', '측두엽', '후두엽'을 가리킨다.

전두엽은 이마 부위를 중심으로 한 대뇌의 껍질을 말한다. 주로 인간의 이성(理性)을 담당하는 뇌로써 무언가를 계획하고 실행하는데 아주 중요한 역할을 한다. 또 문제를 해결하는 과정에서 도덕적인 윤리적 가치관을 유지하도록 하는 동시에 추상적·창조적 사고를 하게 만들며, 공포, 쾌락 등 인간의 본능적 정서 이외에 슬픔, 동정심 등 고차원적 정서를 가능하게 한다. 또한 1차 운동 영역으로 골격근의 운동 중추 기능을 맡아 우리가 말할 수 있도록 하는 영역뿐 아니라 글쓰기, 악기 연주 등에도 관여한다.

전두엽이 손상되면 집중력이 급격히 떨어져 무언가를 달성하는 데 어려움을 겪게 된다. 그중 감정 및 행동을 조절하는 데 큰 어려움을 겪게 되는데, 이 경우 분노가 증가하거나 감정이 둔해지면서 자제력을 상실하는 등 반사회적인 행동을 하기도 한다. 또 운동 영역에 손상을 입기에 마비 현상이 발생하며, 언어중추 중 하나인 브로카 영역 역시 손상을 입어 언어는 이해하지만 말을 하지 못하는 증상으로도 이어질 수 있다. 이를 '브로카 실어증'이라고 한다.

두정엽은 전두엽 뒤쪽 정수리 부위를 중심으로 위치해 있다. 주로 촉각, 통증, 냉온 감각 등 피부의 일반적인 감각을 느끼고 해석하는 역할을 한다. 우리가 칼에 베이면 아프고, 끓는 물에 닿으면 뜨거운 것을 느낄 수 있는 이유이다. 또 체감각을 통해 유입된 정보를 통합하여 공간을 파악하는 역할을 담당한다. 우리가 처음 보는 낯선 장소에서도 빠르게 방향을 파악하고 감각을 유지할 수 있는 이유이다. 마지막으로 대상의 크기, 형태, 무게 등을 분석하여 비슷한 두 물체를 구별하는 역할을 하기도 한다.

두정엽이 손상되면 감각 장애가 발생하여 생각대로 몸이 따라가지 않는다. 좌우를 구분하기 힘들며, 공간 인지 능력이 급격히 떨어진다. 치매를 일으키는 가장 흔한 퇴행성 뇌질환으로 불리는 알츠하이머병에 걸리면 두정엽

기능이 급격히 저하된다고 알려져 있다.

측두엽은 흔히 관자놀이라고 불리는 부분에 해당한다. 주로 기억력, 학습 능력, 언어 능력 등을 담당하며, 청각 중추가 있어 소리를 받아들이고 의미를 판독한다. 또 듣기와 말하기를 동시에 가능하도록 돕고, 기분과 감정을 조절하는 역할을 하기도 한다.

측두엽이 손상되면 기억력과 언어 이해력이 급격히 떨어지게 되어 말은 하지만 뜻을 전혀 이해하지 못하게 된다. 그리고 이를 언어 중추 중 한 영역인 베르니케의 영역이 손상되었다고 하여 '베르니케 실어증'이라고 한다. 또 측두엽의 손상은 청각에 문제를 일으키기도 하며, 두정엽과 마찬가지로 치매에도 직접적인 연관성을 가지고 있어 치매의 전조 증상으로도 볼 수 있다.

후두엽은 머리의 가장 뒤쪽 부분에 위치해 있다. 주로 시각적 정보를 받아들이고 해석하는 역할을 한다. 후두엽은 눈으로 들어온 시각 정보를 분석한 뒤, 두정엽과 측두엽으로 정보를 전달한다. 우리가 어떠한 사물을 보며, 동시에 주변의 물건을 자연스럽게 파악하는 것은 후두엽이 정상적으로 작동하고 있음을 나타낸다. 반대로 그러한 부분이 제대로 작용되지 않으면 후두엽에 문제가 발생했다고 볼 수 있다.

후두엽이 손상되면 정상적으로 사물을 바라보고 있어도 물건을 제대로 인지하기 어렵다. 이를 피질맹이라고 하는데, 가끔씩 환각 증세를 유발하여 특정 형태의 줄이나 무늬가 사물에 겹쳐서 보이게 만들기도 한다.

몸의 운동을 담당하는 소뇌

소뇌는 대뇌 아랫부분에 있다. 전체 뇌 무게의 10% 정도밖에 되지 않지만, 뉴런의 80%가 소뇌에 몰려있을 만큼 뇌에서 중요한 역할을 한다. 또 많은 양의 뉴런을 담기 위해 매우 깊게 주름이 지어져 있는 것이 특징이다.

소뇌는 우리 몸의 운동을 담당하는 핵심 기관이다. 단, 척수에 직감적으로 연결되어 있지 않아 자발적 운동을 하지는 않고, 뇌의 다른 부분이나 척수로부터 외부에 대한 감각 정보를 받아서 처리한다. 소뇌는 몸의 평형을 유지하고 공간 운동을 조절하는 중추가 신체 움직임을 조절한다. 따라서 공을 던지거나 차는 단순한 행위부터 시작하여 음악에 맞춰 춤을 추거나, 두 발 자전거를 타며 균형을 맞추는 일을 가능하게 한다. 최근에는 연구들 통해 소뇌가 대뇌만큼은 아니지만, 학습·기억·언어 등의 인지 기능도 담당하고 있다는 사실을 발견했다. 이는 감각 정보를 처리하고 조절하는 뇌 영역이 소뇌와 연결되어 있기에 가능한 것으로 보인다. 다만 고차원적인 영역이라기보다는 반복 행위를 통해 자동으로 인지 기능을 수행하는 쪽에 가깝다.

소뇌가 손상되면 근육 긴장이 저하되어 평형 감각 조절이 힘들어진다. 그 결과, 신체의 균형을 잡기가 어려워서 가만히 서 있는 것이 힘들어지고, 걸을 때마다 쉽게 비틀거리거나 한쪽으로 몸이 쏠리는 현상이 자주 나타난다. 또 직접적인 마비 현상은 잘 나타나지 않지만, 물건을 잡거나 힘을 쓸 때 정밀한 동작을 진행하는 것이 어려워지며, 심할 경우 발음이 불분명해지는 '언어 장애' 또는 '실어증', '자폐증'까지 이어지기도 한다.

한편 이러한 현상들을 종합적으로 두는 질병이 바로 '소뇌위축증'이다. 최근 소뇌의 손상과 관련하여 가장 중점적으로 연구되는 소뇌위축증은, 말 그대로 소뇌가 위축되어 발생하는 여러 문제들을 의미하는데, 그중에서도 3대 뇌질환 중 하나로 분류되는 '파킨슨증후군'과 깊은 연관성을 지니고 있다. 그 이유는 파킨슨증후군이 있는 환자 중에서 대략 70% 정도는 소뇌위축증을 보이고 있기 때문이다. 또한 소뇌위축증은 단순히 소뇌 기능에만 문제를 일으키는 것이 아닌, 다른 뇌기능을 저하시키며 말초 신경 이상, 척수 이상 등을 동반한다. 따라서 소뇌위축증은 자체의 질병보다 합병증을 유발한다는 점에서 주의가 필요하다.

생명의 뇌, 뇌간

뇌간(腦幹)은 뇌의 가장 안쪽에 위치해 있다. 통상 척수와 대뇌를 연결하는 역할을 하여 뇌줄기(brainstem)라고도 불리며, 호흡·혈압·맥박 등 생명과 직접적인 연관성이 있는 기능을 담당하여 '생명의 뇌'라고도 불린다. 뇌간은 운동 감각 신호를 전달하는 통로의 역할도 수행한다. 대뇌에서 나온 운동 신호를 팔과 다리로 전달하며, 팔과 다리에서 도는 감각 신호를 감각 중추로 보내준다.

뇌간은 형태와 구조에 따라 중뇌(중간뇌), 교뇌(다리뇌, 간

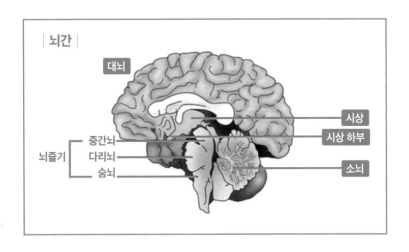

| 뇌간 |

대뇌

시상
시상 하부

뇌줄기
중간뇌
다리뇌
숨뇌

소뇌

뇌), 숨뇌(연수)로 구성되어 있다. 중뇌는 뇌간의 가장 안쪽에 해당하며, 시상 하부와 연수 사이에 위치해 있다. 주요 역할은 시각·청각·촉각 등의 감각계가 시상 하부를 거쳐 대뇌로 이어지게 하고, 자율 신경계와 체온을 조절하는 것이다. 교뇌는 뇌간의 가장 아래쪽인 숨뇌 위에 위치해 있다. 주로 온몸의 신경을 타고 오는 모든 정보를 전달 및 교환하는 역할을 하며, 마지막 숨뇌와 함께 호흡 조절을 담당한다. 숨뇌는 교뇌와 척수 사이에 위치해 있으며, 자율 신경계의 중계소 역할을 한다. 숨뇌에는 호흡과 심장 운동을 조절하는 생명 중추가 있는데, 이 중추는 심혈관 기능과 호흡 기능을 조절하는 역할을 하여, 스스로 호흡하게 하고 심장을 뛰게 만든다. 즉 의식이 없어도 혈압 등이 일정하게 유지되도록 한다.

앞서 언급한 대뇌와 소뇌의 손상은 정도에 따라 일상의 불편함부터 시작하여 마비까지 일으킨다고 볼 수 있다. 만약 대뇌, 소뇌 기능이 마비되었으나 뇌간이 살아 있어 자발적인 호흡과 심장 박동이 정상적으로 가능할 경우,

이를 '식물인간'으로 표명한다. 가능성은 크지 않지만, 생존 가능성이 존재한다고 볼 수 있기 때문이다. 그러나 뇌간의 손상은 직접적인 생명과 깊은 연관성을 가진다. 뇌간은 출혈이 일어나거나 아주 작은 상처가 발생해도 죽음에까지 이를 수 있다. 뇌간이 망가지면 호흡이 어려워지며, 혈압이나 체온에 급격한 문제가 생겨 뇌사로 이어질 수 있다. 이때 뇌사는 식물인간과는 달리 자발적인 호흡이 불가능한 상태이다. 또 뇌사는 뇌가 죽었음을 의미하기에, 뇌사 판정을 받았다면 대부분 수일 내에 사망에 이른다.

감정의 뇌, 변연계

변연계는 해부학적 실체라기보다 기능적인 그룹으로 볼 수 있다. 변연계는 대뇌와 뇌간의 경계에 따라 위치한 뇌의 구조물들로 구성되어 있으며, 크기는 호두만 하다.

변연계는 뇌에서 생성되는 수많은 정보를 뇌의 전반에

전달하는 정거장 역할을 한다. 흥분, 공포, 쾌락 등 본능적인 감정 상태를 조절하며, 의식과 무의식을 연결하는 데 큰 영향을 미친다. 따라서 대뇌를 '이성의 뇌', 뇌간을 '생명의 뇌'라고 한다면, 변연계는 '감정의 뇌'라고 할 수 있다. 우리가 본능적인 감정에 자유롭게 반응한다는 것은 변연계가 정상적으로 작동되고 있음을 의미한다.

변연계를 구성하는 뇌의 구조물은 크게 '피질 영역'과 '피질하 영역'으로 나뉜다. 먼저 피질 영역에는 기억·감정의 형성과 처리를 담당하는 해마, 전전두피질이 있으며, 피질하 영역에는 감정과 관련된 기능을 담당하는 편도체, 중격핵 등이 있다.

변연계의 손상은 크게 해마와 편도체의 손상으로 분리하여 접근할 수 있다. 먼저 해마는 기억에 직접적인 관계를 가진다. 우리의 뇌는 외부에서 들어온 정보를 해마를 통해 단기간 저장하는데, 이를 단기 기억 혹은 작업 기억이라고 부른다. 또 해마는 단기 기억을 대뇌로 보내 장기 기억으로 전환시키거나 스스로 삭제를 택하기도 한다. 인간이 망각의 영역에 접어드는 이유이다. 따라서 이러한 해마에 손상이 발생하면 기억과 인지 능력 전반에 걸쳐 영향을 미친다. 기억에 문제가 발생하여 알츠하이머성 치매로 이어질 수 있으며, 가끔은 과거의 기억은 가지고 있지만 새로운 기억을 받아들이기 힘든 선행성(先行性) 기억상실증을 겪기도 한다. 여기서 선행성 기억상실증은 대뇌의 해마가 손상되어 새로 겪는 경험을 기억하지 못하는 질병을 의미하며, '전향성(前向性) 건망증' 또는 '전향성 기억 상실'이라는 용어로 불리기도 한다.

한편 편도체는 해마 앞쪽에 있는 아몬드 모양의 작은 구조물로, 라틴어의 알몬드(almond)에서 유래했다. 편도체는 뇌에서 발생하는 다양한 감각과 감정을 기억과 연결하게 한다. 또 정서 기억을 저장하고 회상을 조절하며 학습된 정서 반응에 중요한 역할을 한다. 따라서 이러한 편도체에 손상이 발생하면 본능에 가까운 감정을 느끼는 데 어려움을 겪게 된다. 자신의 감정을 스스로 제어할 수 없을뿐더러 명확하게 사고하기가 힘들어져 자연스럽게 타인과의 감정 소통에 불협화음이 발생한다. 특히 두려움과 공포에 대한 반응이 제대로 작동되지 않는다. 실험에 따르면 편도체에 손상을 입은 쥐가 고양이의 귀를 물어뜯기도 했다.

3대 뇌질환 이해하기 - 치매

본격적으로 뇌졸중에 대해 알아보기 전에 2가지의 질병에 관해 점검하고 넘어가면 좋을 듯하다. 그것은 바로 뇌졸중과 더불어 3대 뇌질환으로 불리는 치매와 파킨슨병이다. 치매와 파킨슨병은 뇌졸중과 깊은 관계성을 보인다. 세 가지 질병이 예전에는 '노인성' 뇌질환의 영역으로 치부되었지만, 현재는 '성인'의 영역으로 확장되어 접근하고 있다는 점에서 더욱 주의 깊게 바라볼 필요성이 있다.

매년 9월 21일은 '치매 극복의 날'로 1995년 세계보건기구(WHO)가 국제알츠하이머협회(ADI)와 함께 가족과 사회의 치매 환자 돌봄을 새롭게 인식하는 계기를 마련하고자 지정한 날이다.

이렇듯 최근 혹은 오래된 기억력, 의식의 불분명, 공간·시간·위치의 지남력 혼란, 사고력, 계산력, 판단력, 상식 등의 고위 대뇌 기능의 장애를 나타내는 일종의 만성 진행성 정신퇴행 질환인 치매(痴呆)는 오래전부터 동양의학의 옛 문헌에도 기록되어 있을 정도로 매우 심각하고 오래된 질환이다.

치매의 원인과 증상

치매(dementia)는 라틴어의 'dementatus'에서 유래되었으며, 제정신이 아니라는(out of mind) 의미를 가진다. 의학적인 의외로는 정상적으로 성숙·발달한 뇌가 후천적인 원인에 의해 뇌 기능에 손상 및 파괴를 입어 인지 기능이 지속적으로 저하되는 즉 일상생활에 상당한 지장을 주는 상태를 뜻한다. 여기서 인지 기능이란 기억력, 판단력, 공간 능력, 학습 능력, 언어 능력, 추상적 사고력 등을 의미한다. 보통 우리가 아는 뇌 작용은 뇌신경 세포(뉴런) 사이의 시냅스(Synapse, 신경접합부, 한 뉴런에서 다른 뉴런으로 신호를 전달하는 연결 지점)에서 신경전달물질이 분비되어 발생한다. 이때 시냅스는 수많은 정보를 끊임없이 주고받는 뇌 안의 초고속 반도체라고 할 수 있다. 그런데 치매에 걸리면 신경전달물질이 정상적으로 방출되지 않거나 방출량이 급격히 줄어들게 된다. 이렇듯 후천적인 영향을 받아 발생하는 만큼 치매는 태어날 때부터 지적 능력이 모자란 경우를 일컫는 '정신지체'와는 큰 차이점이 있다.

치매의 원인은 현재까지도 끊임없이 연구되고 있을 만큼 단순한 질환에서부터 시작하여 합병증까지 범위가 다양하다. 지금까지 알려진 크고 작은 원인이 100여 가지에 달한다는 것만 봐도 그 범위가 상당하다는 것을 알 수 있다. 또 치매를 선천적 유전으로 보는 경우도 있지만, 그런 경우는 아주 드물다고 볼 수 있다. 물론 최근에는 '아포

지단백-E ε4'라는 유전자가 뇌혈관 장벽의 투과도에 영향을 미쳐 알츠하이머병 발병에 영향을 준다는 연구 결과가 발표됐지만, 이 유전자로 인해 반드시 치매에 걸린다고는 단언할 수 없다. 즉, 치매의 원인은 확률적으로나 현실적으로나 후천적 환경에 의해서 발생한다고 보는 게 맞다. 치매는 크게 퇴행성 질환과 혈관성 질환으로 나눌 수 있다. 비율로 나눈다면 퇴행성과 혈관성은 7:3 정도의 비율을 나타낸다.

퇴행성 질환은 시간이 지날수록 뇌세포들이 죽어가면서 기억력 저하를 비롯한 인지 기능의 상실을 가져온다. 대표적으로 알츠하이머병을 들 수 있다. 알츠하이머병은 이미 많은 사람들이 '치매'로 인식할 만큼 퇴행성 질환뿐 아니라 치매 그 자체의 대표성을 띠고 있다. 전체 치매 비율의 60~70% 전후에 해당할 만큼 그 비율이 상당하다. 알츠하이머병이라는 병명은 1906년 알츠하이머 증상을 처음 보고한 독일의 정신과 의사인 알로이스 알츠하이머(Alois Alzheimer)의 이름에서 따왔다.

알츠하이머병 환자의 뇌는 일반 사람의 뇌보다 전체적으로 위축된 모습을 보이며, 노인반(senile plaque)이나 신경섬유 다발(neurofibrillary tangle)을 쉽게 발견할 수 있다. 노인반은 베타아밀로이드 단백질이 쌓이면서 발생하며, 신경섬유 다발은 타우 단백질이 비정상적으로 엉겨 붙으면서 형성된다. 두 성분이 왜 켜켜이 쌓이는지 아직 명확한 이유는 밝혀지지 않았다. 다만 다양한 연구를 통해 나이가 많거나 학력이 낮은 경우, 또는 유전적 영향이 있거나 외부적인 손상으로 뇌에 충격을 받았을 경우 알츠하이머성 치매 발생 확률이 높다고 알려져 있다.

알츠하이머성 치매의 초기 증상은 대부분 기억력 감퇴에서 시작한다. 갑자기 평상시에 잘 썼던 단어가 생각나지 않거나, 혹은 물건의 이름이 생각나지 않는 현상이다. 여기서 한 가지 확인하고 넘어가야 할 부분은 치매와 건망증의 차이이다. 많은 사람들이 치매와 건망증 증상의 차이를 잘 구분하지 못한다. 물론 둘의 차이를 선을 긋듯 명확하게 나누기란 불가능하다. 다만 건망증은 노화 과정에서 발생하는 현상이라면, 치매는 기억력 장애에 해당하는 질병으로 볼 수 있다. 예를 들어 상대가 리모컨을 어딘가에 놓아두었을 때, 건망증은 리모컨을 놔둔 위치는 기억을 못하지만, 상대가 리모컨을 이동시켰음은 기억한다. 그러나 치매는 상대가 리모컨을 만졌다는 사실조차 제대로 인식하지 못하게 된다. 또 건망증이 지속되면 기억력 저하로 이어지는 치매 증상을 의심해볼 수 있으나, 이러한 스트레스가 지속되고 심화되면 오히려 예상치 못한 악영향으로 이어질 수도 있다. 기억력 감퇴 외에도 언어 능력 저하, 공간 파악 능력 저하, 판단력 저하 등으로 이어져 일상생활에 여러 가지 문제가 발생한다. 단순히 무언가가 기억이 나지 않는 것에 멈춘다면 건망증으로 받아들일 수 있지만 기억력 감퇴가 심해지거나 판단력과 사고력에 문제가 발생한다면 알츠하이머성 치매를 의심할 수 있다.

혈관성 치매는 뇌혈관 질환이 원인이 되어 발생하며, 혈관성 치매의 약 90%가량은 과거에 고혈압, 고혈당, 고지혈증뿐만 아니라 뇌출혈이나 뇌경색 등 뇌졸중의 경험이 있던 사람에게서 나타난다. 물론 뇌혈관 관련 병력이 없어도 갑작스러운 뇌혈관 이상으로 인해 발생하기도 한다. 예를 들어 뇌혈관이 갑자기 막혀 급격히 혈관성 치매 증상이 진행되는 경우도 있다. 그리고 이때 손상된 뇌의 부위, 크기, 손상 횟수에 따라서 혈관성 치매와의 연관성과 심각도를 결정한다.

치매 증상이 전반적으로 치매 진행 후반에 진행되는 알츠하이머성 치매와는 달리 혈관성 치매 질환은 초기부터 몸의 한쪽이 마비되거나 구음 장애, 안면 마비, 시력 저하, 보행 장애 등을 불러일으킨다. 또 언어 기능과 기억력이 지속적으로 저하되고, 우울 및 불안 증세가 심화될 수도 있다.

치매의 무서운 점은 다름 아닌 환자의 증가 속도이다. '2016년 치매 역학조사'에 따르면 2018년 현재 65세 이상 노인의 치매유병률(노인 중 치매 환자의 비율)을 10.2%로 추정했다. 즉, 노인 100명 중 10.2명이 치매 환자라는 뜻이다. 보건복지부에 따르면 2041년에는 치매 환자에 속하는 수가 200만 명이 넘을 것으로 예측했다. 더불어 사회적 비용은 지속해서 증가할 것이다. 보건복지부가 발표한 '치매 노인 실태 조사'에 따르면 치매 관련 사회적 비용은 2013년 11조 7천억 원에서 매년 증가하여 2050년에는 43조 2천억 원에 달할 것으로 예측했다.

치매는 치료와 예방이 중요하다

이러한 점에서 치매는 치료와 예방이 매우 중요하다. 하지만 현재까지 알츠하이머성 치매의 근본적인 치료 방법을 발견하지 못했다. 대신 치매 증상을 완화하거나 진행을 지연시키는 약물 치료는 가능하다. 아세틸콜린 분해효소 억제제를 사용하면 짧게는 6개월, 길게는 2~3년 정도까지 진행 속도를 늦출 수 있다. 그러면서 동시에 기억력 훈련, 인지재활 치료 등 비약물 치료가 병행되어야 한다. 약물과 비약물의 장점을 극대화하는 노력이 필요한 것이다. 반면 혈관성 치매는 혈관 질환에 영향을 미치는 주요 위험 인자를 제거하면 알츠하이머성 치매보다 빠르게 치유가 가능하다는 장점이 있다. 그리고 알츠하이머성 치매와 혈관성 치매 이외에 기타 유형의 치매는 원인질환을 치료하면 치유가 가능하다. 예를 들어 뇌압이 증가해 생기는 뇌수두증으로 발생하는 치매는 뇌압을 낮춰주면 증상이 확연히 개선될 수 있다.

치매는 일단 걸리게 되면 치료가 매우 어렵기 때문에 치매의 전조(前兆) 증상이 보이면 빠르게 치료하는 것만큼이나 예방에 집중하는 것이 최선의 방법이다. 따라서 정기 검사를 통해 치매 증상을 빠르게 파악하는 것이 필요하다. 특히 보건소 내 치매안심센터에서는 만 60세 이상이라면 누구나 치매 조기 검진을 받을 수 있다. 그러므로 사건 예방을 위해 장기적으로 방문하여 검사를 맡도록 하자. 또한 혈관에 영향을 줄 수 있는 과도한 흡연과 음주, 불균형적인 영양소 섭취를 최소화한 후, 적절한 운동을 진행해야 하며, 동시에 뇌 운동을 통해 주기적으로 뇌를 자극시켜주는 것이 필요하다.

한편 보건복지부에서 제안하는 '치매 예방 수칙 3·3·3' 도 큰 도움이 될 수 있다. 여기서 치매 예방 수칙이란 3가지를 즐기고, 3가지를 참고, 3가지를 챙기는 것을 말한다. 먼저 즐기는 3가지는 운동, 식사, 독서이다. 이는 일주일에 3회 이상 걷고, 생선과 채소를 골고루 섭취해야 하며, 틈날 때마다 책이나 신문을 읽고 글쓰기에 취미를 붙이는 것을 말한다. 그다음 참을 3가지는 술, 담배, 뇌 손상 예방이다. 이는 술은 한 번에 3잔보다 적게 마시고, 담배는 지금 당장이라도 끊는 것을 권하며, 운동을 할 때에는 보호 장비를 꼭 착용하여 뇌를 보호하는 것을 말한다. 마지막으로 챙길 3가지는 건강검진, 소통, 검진을 통한 조기 발견이다. 이는 혈압·혈당·콜레스테롤 3가지를 정기적으로 체크해야 하며, 가족과 친구와의 만남을 자주 가지는 것을 말한다. 이처럼 누구나 쉽게, 또 집에서 어렵지 않게 할 수 있는 다양한 방법들을 꾸준히 실천한다면, 치매에 대한 걱정은 더 이상 하지 않아도 될 것이다. 본인이 할 수 있는 방법을 선택하여 사전에 치매를 예방하도록 하자.

3대 뇌질환 이해하기-파킨슨병

신경 퇴행성 질환의 하나인 파킨슨병은 뇌의 흑색질(黑
色質, substantia nigra)이란 부위에서 신경전달물질 '도파민'을
분비하는 신경세포가 소실되어 나타나는 질환이다. 파킨
슨병의 원인으로 여겨지는 뇌 흑색질의 도파민계 신경이
파괴되는 원인은 정확하게 밝혀지지 않았다. 또 과거에는
치매, 뇌졸중에 비해 대중들에게 덜 알려져 있었으나, 현
재는 유명 인사들이 직접 질환 사실을 밝힐 정도로 대중
들에게 많이 알려져 있는 질환이다. 파킨슨병이라는 병명

은 관련 연구를 학계에 최초로 보고한 영국의 의사 제임스 파킨슨(JamesParkinson)의 이름에서 따왔다. 그리고 1817년에 최초로 파킨슨병을 학계에 보고한 날을 기념하기 위해 그의 생일인 4월 11일이 '세계 파킨슨병의 날(World Parkinson's Day)'로 지정되어 있다.

앞서 언급하였지만, 파킨슨병의 원인은 아직 학계에서 자세히 밝혀지지 않았다. 다만 파킨슨병 환자 중 약 15% 전후가 파킨슨병을 앓았던 가족력이 있다는 점에서 유전학적 영향으로 여기기도 하며, 알파-시누클레인(alpha-synuclein)이라고 하는 이상 단백이 뇌세포에 쌓여 있기 때문이라고도 한다. 그런데 단백질이 왜 쌓이는지도 정확히 밝혀진 것은 없다. 또한 미식축구, 권투 등 신체 접촉이 잦은 스포츠 선수들이 파킨슨병 증세를 종종 보인다는 점에서 강력한 외부 자극에 의해 뇌에 지속해서 외상이 쌓이기 때문이라는 말도 있다. 실제로 선수끼리 강한 부딪힘이 많은 미식축구 선수는 야구 선수보다 파킨슨병 발병 확률이 3배 높다는 연구 결과가 있다. 그러나 이중 이러한 원인들이 종합적으로 이루어져 유전적 요인과 환경적 요인이 서로 복잡하게 상호작용을 일으킨다는 다인성(多因性) 가설이 학계에서는 주로 받아들여지고 있다. 다만 분명한 것은 파킨슨병은 주로 노년층에서 발생하는 질환으로 연령이 증가할수록 이 병에 걸릴 위험이 점점 커진다는 것이다. 일반적으로 1,000명 중 1~2명이 파킨슨병을 앓는 것으로 알려졌으나, 65세 이상의 노년층에서는 약 2%의 인구가 파킨슨병을 앓는다고 한다.

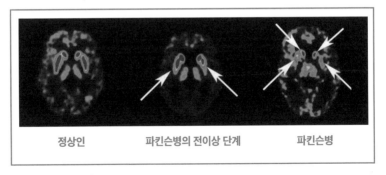

정상인　　　　파킨슨병의 전이상 단계　　　　파킨슨병

파킨슨병 진행 단계

파킨슨병의 원인과 증상

파킨슨병은 겉으로 보기에 아주 서서히 시작되어 조금씩 진행되므로 언제부터 병이 시작되었는지 명확하게 파악하기 어렵다. 다만 파킨슨병은 안정 시 떨림, 서동증, 근육 강직이라는 3가지 주요 운동성 증상을 동반한다.

안정 시 떨림(Resting tremor)은 휴식 중에도 규칙적으로 손이 떨리는 현상을 말한다. 3가지 주요 운동성 증상 중, 가장 눈에 잘 띄는 증상이다. 일반적으로 1초에 5회 정도의 떨림이 있다. 이러한 점 때문에 수전증으로 대표되는 본태성 떨림을 파킨슨병으로 착각하기도 한다. 앞서 건망증을 치매로 착각하는 것처럼 말이다. 본태성 떨림은 무엇을 하고자 할 때 손발이 떨리는 반면, 파킨슨병은 잠을 잘 때를 제외하면 마음의 안정을 느낄 때도 손의 떨림이 지속된다. 초기에는 본인의 손떨림을 스스로 인지하지 못할 정도로 가볍게 증상이 진행되다가 증상이 심화되면 양손으로 옮겨지고, 강도 역시 증가한다.

서동증(bradykinesia)은 움직임이 느린 상태를 의미한다. 걸음이나 손동작이 느려지는 것 뿐 아니라 말이 느려지면서 목소리가 작아지고 억양이 사라져서 의미를 알아듣기 힘들어진다. 증상이 심화되면 안면 근육의 움직임이 둔화되어 표정이 없는 것처럼 보이기도 하는데, 마치 마스크를 쓴 것처럼 표정이 없다고 하여 '가면안(masked face)'이라고도 불린다. 또 전체적인 자세가 불안정해지며, 서 있을 때나 걸을 때 비틀거리기도 하고 옆으로 쓰러지기도 한다.

근육 강직(Rigidity)은 근육의 긴장도가 증가하여 굳어지는 증상이다. 주로 손보다는 목과 척추 부위에서 증상이 나타난다. 또한 시간이 지날수록 강직의 정도가 심해져서 나중에는 마치 자신의 몸이 아닌 것처럼 느껴지기도 하는데, 이때 관절을 풀어보고자 움직이면 일정 이상의 저항감과 통증이 유발된다.

이러한 운동성 증상을 제외하고도 자율 신경계, 수면, 인지 기능에 문제가 발생하는 비운동성 증상이 동반될 수 있다. 게다가 단순 변비, 소변 장애, 삼킴 장애뿐만 아니라 우울이나 불안이 심해지면 충동 조절 장애, 환각, 망상 등의 정신적인 증상이 나타날 수 있다. 한편 파킨슨병 초기 진단을 받은 후 약 7~8년 정도가 흐르면, 파킨슨병에 의한 증상 등이 악화되어 생활에 큰 불편을 주기 시작한다. 그 중에서도 파킨슨병 환자에게 찾아오는 우울증과 불안감은 환자뿐만 아니라 가족들에게도 큰 영향을 끼친다. 일반적으로 파킨슨병 환자의 약 50%에서 우울증과 불안감이 나타난다고 한다.

파킨슨병의 초기 증세와 알츠하이머성 치매 증상은 서로 비슷해 보이는 부분이 있다. 그러나 치매는 기억력 저하, 언어 장애 등 인지 기능 장애를 시작으로 하여 나중에 운동 장애로 이어진다는 점에서 운동성 기능에 먼저 문제가 생기는 파킨슨병과는 큰 차이점을 둔다. 또한 치매는 기억에 관한 힌트를 건네도 거의 기억하지 못하지만, 파킨슨병은 속도가 더딜 뿐 기억을 되살려낼 수 있다.

다음은 10가지 항목을 통해 알아보는 파킨슨병 자가 진단 테스트이다. 독자 여러분도 각자 한 번 체크해 보길 바

[파킨슨병 자가 진단]

1. 손을 움직이거나 혹은 가만히 있을 때도 손이 떨린다.

2. 걸을 때 다리를 약간 끌게 되고 신체 일부의 운동이 잘되지 않는다.

3. 목소리가 바뀐 것 같다고 느낀다.

4. 한쪽 팔 또는 다리가 쑤시고 뻣뻣한 느낌이 든다.

5. 얼굴 표정이 굳어지고, 무표정하다는 말을 주위에서 자주 듣는다.

6. 글씨체가 삐뚤어지고 글씨 크기가 예전보다 작아졌다.

7. 옷의 단추를 잠그는 것이 힘들다.

8. 몸이 무거워 누워 있다가 일어나기 힘들다

9. 음식물을 씹고 삼키는 것이 어렵게 느껴진다.

10. 우울증과 같은 정신적 질환이 생겼다.

란다.

자가 진단을 다 해보았는가? 만약 4가지 이상 체크를 하였다면, 하루 빨리 병원에 방문하여 검진을 받는 것이 좋다.

파킨슨병의 현실적인 문제

파킨슨병 또한 치매와 마찬가지로 현실적인 문제에 부딪혔다. 질병관리본부에 따르면 우리나라 파킨슨병 환자수는 2004년 약 4만 명에서 2018년 약 10만 명으로 2.5배 증가했다고 밝혔으며, 동시에 진료비와 치료비도 꾸준히 증가하고 있다고 했다. 진료 인원 중에는 70대가 40% 이상으로 가장 많았으며, 80대 이상에서 가장 높은 증가율이 나타났다.

특징적으로 파킨슨병 발병률은 남자가 여자보다 높은 것으로 밝혀졌다. 이탈리아 국립연구소의 연구보고서에 따르면 4,300명의 남녀노인들을 대상으로 3년에 걸쳐 파킨슨병 발병률 조사결과, 남자가 여자보다 2배 이상 높은 것으로 나타났다. 여자의 발병률이 이처럼 낮은 이유는 분명치 않으나 여성 호르몬 에스트로겐이 파킨슨병을 차단하는 효과가 있는 것으로 생각되고 있다.

파킨슨병은 근육의 운동과 조절에 없어서는 안 될 신경

전달물질인 도파민을 생산하는 뇌세포가 퇴행 변성(退行變性)을 일으켜 발생하는 질환이다. 진전(떨림), 근육의 강직, 서동증(행동느림)이 대표적인 증상이며, 이러한 증상들은 시간이 지날수록 더욱더 악화된다. 또 파킨슨병을 일으키는 위험 요인 중 확실한 것은 바로 '나이'이다. 대부분 50세 이상의 사람에게서 파킨슨병의 증상이 나타나고 있기 때문이다. 이외 다른 위험 요인으로는 농약 또는 다른 독소 노출이 지적되고 있다. 파킨슨병 환자에게서 나타나는 뇌세포 손상의 근본적 원인은 아직 규명되지 않고 있다. 다만 나이가 유전자나 환경적 독소와 상호 작용을 일으켜 발생한다는 학설이 유력하다.

파킨슨병의 또 다른 문제는 치매와 달리 현실적인 지원이 마땅치 않다는 것이다. 앞서 이야기했듯 파킨슨병이 대중들에게 알려지고는 있으나, 그에 따른 현실적 지원은 처참하리만큼 부족한 게 사실이다. 물론 치매 역시 경제적인 지원이 많지 않은 건 사실이지만, 어느 정도의 의료 시설 및 사회 전반을 아우르는 지원은 존재하고 있는 상황이기에 파킨슨병보다는 나은 상황이다.

이렇듯 지원이 마땅치 않다는 점에서 치매보다 예방이 중요하다고 볼 수 있다. 더군다나 아직 파킨슨병을 완벽하게 치료하는 방법이 나오지 않았기에 예방이 필수에 가깝다. 현재 도파민을 만드는 원료 물질을 투여하여 도파민을 임시로 보충하지만, 부작용을 비롯한 여러 문제가 발생하여 근본적인 치료라고 말하기는 어렵다. 게다가 치료를 위한 연구 개발비는 거의 없다고도 볼 수 있는 상황이다. 2017년 기준 파킨슨병의 R&D 사업 연구비는 전체 뇌질환 관련 연구비 785억 중 26억 원으로, 3%가량에 불과한 것이 지독한 현실이다.

파킨슨병의 예방을 위해서는 운동을 꾸준히 하면서 식습관을 올바르게 유지하는 것이 가장 중요하다. 누구나 아는 쉬운 건강 관리 방법이지만 아무나 하지 못하는 방법이기도 하다. 또한 파킨슨병의 초기 증상을 미리 숙지하여 비슷한 증상이 보일 시 병원에서 빠른 검진을 받을 필요성이 있다. 특히 파킨슨병이 치매로 이어질 가능성은 정상인보다 최고 6배 높으며 사망률도 3배 가까이 높기 때문에 파킨슨병의 조기 발견, 조기 치료가 매우 중요하다. 이처럼 파킨슨병의 빠른 검진이 치매를 예방하는 역할을 할 수 있다.

이 밖에도 필자가 시행하는 '3.3.3 파킨슨병 치료 프로그램(〈소울하버드 3.3.3 통합 치료〉)'도 큰 도움이 될 수 있다. 이 치료 프로그램은 수술·약물 치료가 아닌 자기 치유 능력을 최대한 살리는 방법으로, 마음(자율 신경계), 뇌(중추 신경계), 몸(체성 신경계)을 하나로 통합하여 파킨슨병의 진행을 막고 증상을 완화하는 치료법이다. 사람을 이루는 세 요소(마음, 뇌, 몸)는 하나로 이어져 있기에 어느 하나만 해결하려고 해서는 안 된다. 세 요소의 균형을 해치는 요소를 차단하여 전반적인 신체 환경을 개선하는 것이 근원적 예방 및 치료 방법이 될 수 있다.

3대 뇌질환 이해하기 - 뇌졸중

치매·파킨슨병과 더불어 3대 뇌질환 중 하나인 뇌졸중은 우리나라 60대 사망 원인 1위이자, 전 세계 성인 사망 원인 1·2위를 다투는 질환이다. 2019년 세계보건기구의 발표에 따르면 전 세계 사망 원인 1위는 허혈성 심장병(16%)이며, 2위가 뇌졸중(11%)인 것으로 밝혀졌다. 이처럼 뇌졸중은 전 세계적으로 2초에 한 명씩 발생하고, 6초에 한 명씩 사망하는 질병이다. 또 매년 1,500만 명의 환자가 새로 발생하며, 국내 3대 사망 원인 중 하나이다.

인간의 뇌는 뇌동맥을 통해 들어오는 혈액으로부터 산소와 영양소를 공급받는다. 따라서 어떠한 이유로든 뇌혈관이 막히거나 터져서 뇌에 산소와 영양소의 공급이 부족해지면 뇌가 손상된다. 이로 인해 나타나는 신경학적 증상을 뇌졸중(腦卒中)이라고 한다. 뇌졸중은 서양의학의 아버지로 불리는 히포크라테스가 처음 언급했다고 알려졌지만, 뇌졸중에 관한 본격적인 연구는 17세기부터 시작되었다고 볼 수 있다. 시신의 부검을 통해 뇌혈류를 공급하는 주된 혈관이 경동맥과 척추동맥임을 알았으며, 혈관이 터지거나 혈관이 막혀서 혈액 공급이 중단되면 뇌졸중이 발생할 수 있음을 알게 되었다.

인구의 노령화와 함께 시간이 지날수록 뇌졸중의 중요성 역시 더욱 부각되고 있다. 건강보험심사평가원에 따르면 2019년도 1년 동안 뇌졸중으로 진료받은 환자 수는 약 61만 3,824명인 것으로 나타났다. 또 대한신경과학회에 따르면 연간 뇌졸중 환자의 수는 2015년 약 17만 명에서 2020년 약 21만 명까지 증가하였으며, 이중 매년 2~3만여

명이 뇌졸중으로 사망한 것으로 나타났다. 더불어 2030년에는 약 30만 명, 2040년에는 약 40만 명까지 매년 1만 명씩 뇌졸중 환자의 수가 증가할 것으로 예측했다.

일반적으로 뇌졸중을 겪는 주 연령대는 50대 이후의 중장년층이다. 그런데 최근 연구에 따르면 뇌졸중이 발생하는 연령대가 계속해서 낮아지고 있다고 한다. 여기서연령대가 낮아지는 이유는 유전과 더불어 음주, 흡연, 식습관, 스트레스 등 생활습관 전반에서 오는 다양한 문제일 확률이 높다. 특히 서구화된 식습관이 젊은이들과 깊은 연관성을 보일 수 있다. 기름지고 지방이 많은 음식을 섭취하는 식습관은 혈관 건강에 악영향을 미치기 때문이다.

뇌졸중은 성인의 후천적 장애를 일으키는 가장 큰 원인으로 알려져 있다. 보건복지부에 따르면 2020년 기준 우리나라의 전체 인구 중 약 5.1%가 장애를 가지고 있는 것으로 나타났다. 또 한국보건사회연구원에 따르면 우리나라의 장애인 중 대부분이 후천적 장애인이며, 그 주된 원인은 질병이고, 그 질병 중 20% 이상이 뇌졸중인 것으로 나타났다. 이처럼 뇌졸중은 한 사람의 인생에 아주 심각한 후유증을 남기는 무서운 질병이다.

뇌졸중은 치매와 함께 건강한 사람들도 평소에 가장 많이 신경 쓰는 질병 중 하나이다. 다른 질병들도 마찬가지지만, 걸리게 되면 자신뿐만 아니라 가족에게도 큰 피해를 끼친다고 생각하기 때문이다. 그리고 이러한 이유로 필자에게 뇌졸중 조기 진단을 비롯해 예방 및 치료를 받으러 오는 분들이 많다. 이는 아주 바람직한 현상이다.

한의학에서 말하는 뇌졸중

뇌졸중을 더 깊게 이해하기 위해서는 뇌혈관이 막혀서 발생하는 '허혈성 뇌졸중'과 뇌혈관의 파열로 인해 뇌 조직 내부로 혈액이 유출되어 발생하는 '출혈성 뇌졸중'으로 구분하여 바라볼 필요가 있다. 그 전에 먼저 한의학에서 바라보는 뇌졸중을 한 번 점검하고 넘어가면 좋을 듯하다.

한의학에서는 뇌졸중을 중풍(中風) 혹은 이를 줄여서 풍(風)이라고 지칭한다. 아마 연세가 좀 있으신 분이라면 뇌졸중이라는 단어보다 중풍이라는 단어가 더 익숙할 것이다. 여기서 풍이란 외부적 기후 변화와 장부 기능 장애로 오는 내풍(內風)을 말하는데, 한의 중풍진단 표준화위원회는 2005년 실시한 제2차 회의를 통해 중풍을 '뇌혈관의 순환 장애로 인해 국소적인 신경학적 결손을 나타내는 뇌혈관 질환을 포함하는 것으로써 인사불성·수족탄탄·구안와사·언어건삽·편신마목 등의 임상 증상을 나타내는 병증'으로 정의 하였다.

한의학에서 말하는 중풍과 서양의학에서 말하는 뇌졸중은 각 학문의 특성으로 인해 모든 내용이 정확하게 동일하다고는 볼 수 없다. 오히려 중풍이 뇌졸중이 나타내는 다양한 증상(symptom)들 즉, 복합증후군(complex syndrome)을 좀 더 광범위하게 포함하는 것으로 해석된다. 그러나 전반적으로 비슷한 개념이므로 어떻게 이해하든 일반인에게는 큰 문제가 없다.

한의학에서 중풍의 증상은 '태풍과 같은 바람에 맞은' 형태이며, 뇌졸중은 '뇌가 갑자기 적중되었음'을 의미한다. 즉 갑자기 쓰러져 의식 장애를 일으키고, 반신불수가 되는 등의 고통스러운 장애가 마치 자연계의 거센 태풍처럼 큰 바람을 맞아서 나타나는 것과 같다는 의미이다.

현재 한의학에서는 동의보감에 기반을 두어 화(火), 담(痰), 허(虛)에 집중한다. 이 세 가지를 중풍의 발생 및 진행 과정의 주요 원인으로 보고 있으며, 이에 맞춰서 중풍을 예방·치료하려고 한다. 물론 환자마다 주된 원인들이 다를 수 있기에 명확한 정답이라고 보기는 어렵다. 실제 중풍은 완전한 원상회복으로의 치료가 상당히 어려우며, 후유증도 늘 고려해야 한다.

화(火)는 화열(火熱)이라고 한다. 일상에서 흔히 말하는 화병과 비슷한 개념으로 생각하면 이해가 쉽다. 일반적으로 정신적·육체적 스트레스에서 생기는 울화 증세를 일컫는다. 일반적으로 지나친 스트레스와 신경과민으로 인해서 발생한 열이 위로 상승하여 뇌혈관뿐만 아니라 가슴,

등, 명치 부위에 영향을 미친다. 즉 신장 위에 있는 내분비 기관인 부신에서 급성 스트레스에 반응해 분비되는 물질인 코르티솔을 대량으로 분비하는 상황으로 볼 수 있다.

담(痰)은 체액이 병적으로 변화한 것을 의미한다. 앞서 화열에서 언급했던 급성 스트레스 증상으로 인해 비정상적인 수분의 저류가 발생하면서 습담(濕痰) 증상으로 이어지는 것을 말한다. 쉽게 말해 몸 속 수분의 진액이 정체되어 혈액 순환의 저하로 이어져 뇌혈관의 순환을 막는 것이다. 또한 담이 몸 안에 있으면 먹는 양과는 상관없이 잘 붓고 살이 잘 찌면서도 붓기와 살이 잘 빠지지 않는다.

허(虛)는 피로하고 원기가 부족한 상태를 말하며, 허증(虛證)이라고도 부른다. 만약 우리의 몸속에 허증(虛證)이 있으면 혈액 순환 장애, 활력저하, 무력감 등을 포함해 몸의 에너지 자체가 떨어지게 된다. 노년층에서 중풍이 주로 발생하는 이유 중 하나가 바로 몸의 면역력과 질환에 대한 방어 능력을 가리키는 원기(元氣)가 떨어지는, 즉 허증 상태에 접하기가 쉬워지기 때문이다. 허증에 빠지면 혈색이 없어지고, 어지러우며, 눈이 피로하여 불면증 경향을 자주 보인다. 그리고 이 상태가 지속될수록 가슴과 머리에 답답함과 통증이 찾아오면서 숨이 짧아지고 약해진다. 심할 경우 혼절도 경험하게 된다.

TIP

한의학과 서양의학에서의 중풍(뇌졸중)의 종류

한의학에서 말하는 중풍(뇌졸중)과 서양의학에서 말하는 뇌졸중은 서로 용어도 다르고, 종류 역시 일목요연하게 정리되어 있지 않다. 따라서 누구든 쉽게 이해할 수 있도록 정리해 보았다.

[한 의 학]

『동의보감』에 의하면 중풍에는 4가지의 종류와 3가지의 형태가 있다.

1-1 | 중풍대법유사[中風大法有四](4가지의 중풍)

1 편고(偏枯): 반신불수. 혈기가 한쪽으로 허하여 반신불수가 되고 기육이 마르며, 뼈 사이가 아픈 것을 편고(偏枯)라고 한다.

2 풍비(風痱): 몸에 통증이 없고 사지를 움직이지 못한다(곧 전신불수를 의미함). 정신이 어지럽지는 않으나 몸에 통증이 없으며, 사지를 쓰지 못하여 팔 하나도 쓰지 못하는 것을 풍비(風痱)라고 한다(『直指』).

비병(痱病)은 몸에 통증이 없고 사지를 추스르지 못한다. 정신이 어지러운 것이 심하지 않고 말은 조금 알아들을 때는 치료할 수 있으나 심하여 말을 제대로 하지 못하면 치료할 수 없다(『仲景』).

3 풍의(風懿): 갑자기 사람을 알아보지 못한다. 또 정신이 혼미해지면서 쓰러지고, 혀가 뻣뻣하여 말하지 못하며, 목구멍이 막히고 그르렁그르렁 소리가 나는 것을 풍의(風懿)라고 한다.

4 풍비(風痹): 여러 비병(痹病)에 풍과 비슷한 증상이 있는 것을 말한다.

1-2 | 중풍의 3가지 형태

『동의보감』에 의하면 중풍에는 3가지의 형태가 있다. 바로 중혈맥·중부·중장이 그것이다. 풍이 혈맥에 맞으면 구안와사가 되고, 육부에 맞으면 사지와 관절을 쓰지 못하며, 오장에 맞으면 생명이 위태롭다. 그리고 이 3가지는 치료법이 각각 다르다.

1 중혈맥(中血脈): 풍이 혈맥에 맞은 것을 말하며 이런 경우에

는 구안와사가 나타난다.

2 중부(中腑): 중부일 때는 얼굴에 오색이 나타나고 표증이 있으며, 맥이 부(浮)하고 풍한을 싫어하며, 몸이 오그라들고 감각이 없다. 이때 몸의 앞·뒤쪽 또는 옆에 적중되는 것 모두 중부라고 하는데, 대부분 치료하기가 쉽다. 또한 중부일 경우 대체로 사지(四肢)에 나타난다.

3 중장(中臟): 중장일 때는 입을 다물지 못하고 혀를 움직이지 못하는 탓에 말을 하지 못하며, 코로 냄새를 맡지 못한다. 또 귀가 멀면서 동시에 눈이 어두워지고, 대소변이 잘 나오지 않는다. 이러한 것들을 모두 중장이라고 하는데, 대부분 치료하기가 어렵다. 또한 중장일 경우 대체로 구규(九竅)에 증상이 나타난다.

[서양의학]

1 | **뇌경색**

뇌혈관이 막힌 것을 말하며, 뇌혈전증과 뇌색전증으로 나누지만 통틀어 뇌경색이라고 한다.

1 뇌혈전증(cerebral thrombosis): 목 또는 뇌동맥이 혈전에 의해 폐색되어 뇌 조직의 일부가 사멸된 상태이며, 뇌의 허혈성 병변으로 대부분의 뇌연화증의 원인이 된다. 동맥 경화에 의

해 혈전이 생기는 메커니즘은 아직 밝혀지지 않았지만, 경화부의 궤양·부종·출혈 외에 혈류가 느려지기 때문에 혈압 저하·혈액 응고성 항진 등 전신적인 영향도 첨가된다. 뇌혈관에 변화가 일어나는 부위로는 뇌출혈과 마찬가지로 중뇌동맥의 가지에서 가장 많고, 다음에 전대뇌동맥·후대뇌동맥의 순이다. 연령적으로는 60세 이상에서 호발하며 혈압이 높은 사람에게서 일어나기 쉽다. 그러나 뇌출혈과 고혈압과의 관계는 밀접하지 않다. 갑자기 발생하는 경우가 많으나 수면 중 또는 잠에서 깨어났을 때 등 안정 시에도 일어나기 쉽다 이러한 점이 뇌출혈과 다르지만, 두통·현기증·마비·언어 장애 등의 전조를 보이는 것은 뇌출혈과 비슷하다. 뇌혈전증의 특징은 갑자기 발병해도 병상의 극기에 달할 때까지 어느 정도의 시간이 걸린 다는 것이며, 심한 의식 장애가 적고, 마비의 발현도 서서히 일어나며, 뇌출혈에 비해 사망률이 낮다는 것이다. 또한 뇌출혈과 마찬가지로 뇌혈전증에서는 지혈제를 사용하지 않으며, 때로는 항응고제를 사용하기도 하는데, 이것은 뇌출혈과 명확히 구별될 때에만 사용한다. 재활 치료는 뇌출혈의 경우와 똑같이 실시한다.(지제근 엮음. 『의학용어 큰 사전』. 서울 ; 아카데미아, 2004 : 290)

② **뇌색전증(cerebral embolism)**: 심장 내에 생긴 혈전이 벗겨져 혈류를 타고 뇌에 도달하여 뇌혈관을 막음으로써 발생하는

질환을 말한다. 드물게는 지방·조직·공기·종양 세포가 막혀 발생하는 경우도 있다. 심장의 혈전은 심방 잔떨림을 수반하는 동맥 경화증 또는 류마티스 심장병에 의한 것이 가장 많고, 심근경색에 의한 것도 있으며, 최근에는 심장외과 수술 후에도 볼 수 있다. 또한 심내막염에서도 흔히 나타나는데, 지방색전은 외상을 입었을 때, 공기색전은 수술 후에 나타날 수 있다. 그리고 이러한 색전의 부위는 중대뇌동맥이 가장 많다. 또 청년기에서 중년기에 이르는 사이에 가장 많이 발병하며 대부분은 심장 질환을 가진 사람의 합병증으로 나타난다. 한 가지 다행스러운 것은 뇌출혈에 비해 사망률은 낮다는 것이다. (지제근 엮음. 『의학용어 큰 사전』. 서울 ; 아카데미아, 2004 : 288)

2 │ 뇌출혈
뇌 속의 혈관이 터져서 뇌 조직에 장애를 일으키고, 심하면 죽음에까지 이르게 하며, 사망률이 매우 높다.

3 │ 일과성 뇌허혈 발작
수 분, 수 시간, 길어도 24시간 이내에 증상이 나타났다 사라지는 것으로서 뇌경색의 위험 신호이다. 고혈압 환자나 심장병 환자에게서 많이 나타난다.

허혈성 뇌졸중과 출혈성 뇌졸중

뇌졸중은 혈액을 통해 뇌에 공급되는 산소와 영양소가 어떠한 이유들로 인해 뇌에 공급되지 못함으로써 뇌가 손상되어 나타나는 신경학적 증상을 말한다. 산소를 공급받지 못한 신경 세포는 흥분성 신경전달물질인 글루탐산을 방출한다. 이때 글루탐산은 다른 신경 세포막에 있는 수용체에 달라붙게 되며, 세포 바깥에 있는 칼슘이 세포 내로 들어올 수 있는 통로를 만들게 된다. 문제는 이 칼슘이 뇌신경 세포 내에서 강력한 파괴성을 보인다는 점이다. 소량의 칼슘은 세포가 정상 기능을 하는데 도움을 준다. 하지만 보통의 칼슘보다 천 배 이상 높은 농도의 칼슘은 중요 효소를 활성화시켜 세포의 구조를 바꿀 뿐 아니라 신경 세포를 과도하게 흥분시켜 죽게 만드는 역할을 한다. 그리고 이러한 과정에서 발생한 신경 세포의 파괴는 단순 일회성이라기보다는 지속적으로 일어나게 된다는 점이 뇌졸중의 진정한 무서움이다.

혈관이 막혀서 발생하는 허혈성 뇌졸중

허혈성 뇌졸중(Ischemic stroke)은 혈관이 막힘으로써 혈관에 의해 산소와 영양분을 공급받던 뇌의 일부가 손상되어 나타나는 증상으로, 뇌경색과 일과성 허혈 발작 모두 일컫는 말이다. 먼저 뇌조직이 손상되어 회복 불가능한 상태에 이르렀을 때를 뇌경색이라고 말한다. 이때 뇌경색은 전체 뇌졸중 환자의 약 80% 이상이 해당한다. 그다음 뇌혈류 감소에 의해 뇌 기능에 어떠한 이상이 발생하였으나 적절한 치료 및 관리를 통해 일정 이상의 뇌혈류가 재공급되어 뇌 조직의 괴사 없이 뇌 기능이 회복되는 것을 일과성 허혈 발작(TIA, Transient Ischemic Attack, 뇌혈관이 여러 가지 이유로 막혀서 뇌 조직이 손상되는 것을 허혈성 뇌졸중 또는 뇌경색이라고 하는데, 혈관이 완전히 막힌 것이 아니라 일시적으로 혈액이 흐르지 않아 뇌경색과 비슷한 증상이 나타났다가 24시간 이내에 사라지는 질환)이라고 한다.

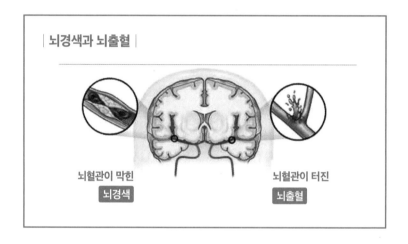

| 뇌경색과 뇌출혈 |

뇌혈관이 막힌
뇌경색

뇌혈관이 터진
뇌출혈

허혈성 뇌졸중은 크게 뇌혈전증과 뇌색전증으로 구분하여 원인을 찾을 수 있다. 먼저 뇌혈전증(cerebral thrombosis)은 고혈압, 흡연, 당뇨, 고지혈증 등의 위험 인자로 인해 뇌에 혈액을 공급하는 혈관에 동맥 경화증이 발생하여 뇌 혈류가 차단될 때 발생하는 증상이다. 여기서 동맥 경화란 혈관의 가장 안쪽에 있는 내막에 콜레스테롤이나 중성지방이 쌓여 혈관이 좁아지고, 딱딱하게 굳어지면서 막히는 현상을 말한다. 경화부의 궤양, 부종, 출혈 등으로 인해 혈류가 느려지기 때문에 발생한다고 여겨질 뿐, 아직까지 동맥 경화로 혈전이 생기는 메커니즘의 정확한 이유는 밝혀지지 않았다. 한편, 뇌혈관에 변화는 중뇌동맥의 혈관에서 가장 많이 일어났으며, 그다음 전대뇌동맥, 후대뇌동맥 순으로 일어났다. 또한 60세 이상의 혈압이 높은 사람에게서 주로 발생하는데, 두통, 현기증뿐만 아니라 편측 마비, 언어 장애, 의식 장애 등의 조기증상을 보이는 편이다. 뇌혈전증의 주요 특징으로는 갑자기 발생해도 질환의 고통이 극에 달할 때까지 어느 정도의 시간이 걸린다는 것이며, 마비의 발현도 서서히 일어난다는 것이다. 물론 아주 가끔 뇌혈전증으로 갑자기 사망하는 경우도 있지만, 뇌출혈과 달리 하루 이내에 사망하는 경우는 거의 드문 편이다.

뇌색전증(cerebral embolism)은 심장부정맥, 심부전 등과 같이 심장에서 혈관 내 응고물인 혈전이 생성되어 뇌로 향하는 혈관을 막음으로써 발생하는 질환이며, 간혹 지방 또는 종양 세포 등이 막혀 문제가 발생하기도 한다. 보통 혈액 응고는 출혈이 생겼을 때 지혈하는 역할을 한다. 하지만 혈관 내에서 발생하는 혈액 응고는 생명에 지장을 줄 정도 큰 문제가 될 수 있다. 하수도관에 아주 큰 돌이 끼어 있는 모습을 떠올려 보자. 이 경우 돌과 하수도관 사이로 물이 비집고 흘러나올 수 있으나, 일정 시간이 지나면 더 이상 빠져나갈 틈이 없어 비집고 흘러 나올 수가 없게 된다. 게다가 심한 경우 오히려 역류해 버릴 수도 있다. 이처럼 우리 몸에 혈관이 막혀 발생하는 색전(塞栓, embolus, 유리되어 순환에 의해 떠돌아다니는 혈관 내 덩어리[고체, 액체 또는 기체]를 말함. 피떡인 혈전이 떨어져 나가 혈관을 떠돌다가 어딘가를 막으면 색전이라 부르는데, 이러한 현상을 '색전증[塞栓症]'이라고 함)은 주로 중대뇌동맥에서 가장 많이 발생한다. 특이한 점이라면 일반적으로 노년층보다 중장년층에서 주로 발생하며, 대부분 심장 질환을 가진 사람의 합병증으로써 나타난다는 것이다. 또한 이러한 뇌색건증은 뇌출혈에 비해 사망률이 낮다고는 알려졌으나 갑자기 발작을 시작하여 단 1분 이내에 증세가 심화되기도 하며, 심할 경우 심장병으로 사망하기도 한다.

한편 혈액 순환 장애 정도에 따라 완전 허혈과 부분 허혈로 나눌 수 있다. 먼저 완전 허혈은 뇌혈관의 혈액 순환이 완전히 차단된 상태를 말한다. 하수도관에 끼인 큰 돌

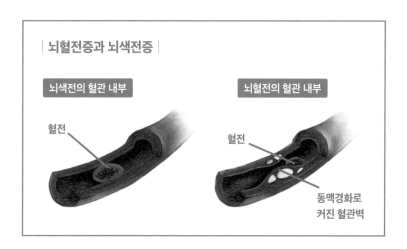

| 뇌혈전증과 뇌색전증 |

뇌색전의 혈관 내부

혈전

뇌혈전의 혈관 내부

혈전

동맥경화로
커진 혈관벽

로 인해 물 한 줄기 빠져나올 수 없는 상태인 것이다. 그리고 이때 뇌가 손상되는 현상을 뇌경색이라고 한다. 그다음 부분 허혈은 완전 허혈보다 빠르게 뇌혈류를 복원시켜주면 뇌세포의 사망을 막을 수 있는 상태를 말한다. 보통 뇌경색이 한 번 발생한 부위는 그 기능을 되살릴 수 없지만, 부분 허혈로 인한 손상은 차후 기능을 회복할 여지를 둔다.

혈관이 터져서 발생하는 출혈성 뇌졸중

출혈성 뇌졸중(Hemorrhagic stroke)은 어떤 이유로 뇌혈관이 터짐으로써 뇌 안에 피가 고여 발생하는 뇌 손상을 말한다. 보통 뇌혈관이 출혈을 일으키면 해당 부위의 혈액공급이 차단되는데, 그로 인해 뇌신경이 손상될 뿐 아니라 혈액이 뇌 속에 고이면서 뇌 조직을 압박하게 된다. 앞서 허혈성 뇌졸중이 하수도관에 큰 돌이 끼어 있는 상태였다면, 출혈성 뇌졸중은 하수도관이 겨울철 내내 꽝꽝

얼어 있다가 서서히 녹는 게 아닌, 갑자기 '펑'하고 터지는 상태로 이해하면 된다. 이러한 출혈성 뇌졸중의 대표 질환으로는 뇌출혈이 있으며, 뇌출혈은 크게 뇌내출혈, 지주막하출혈, 경막하출혈로 나눌 수 있다.

뇌내출혈(cerebral hemorrhage)은 뇌 안의 혈관이 터져 출혈이 일어나면서 발생하며, 뇌출혈 증상의 70% 이상에 해당한다. 또 대부분 50대 이상에서 발생하는데, 주원인은 고혈압이다. 높은 혈압으로 인해 뇌혈관의 약한 부분이 터지면서 발생하는 것이다. 다만 고혈압 이외에도 동정맥기형(선천적인 발달 이상으로 동맥이 모세혈관을 거치지 않고 바로 정맥으로 연결되어 혈관의 기형이 생기는 것을 말함. 그리고 이 증상이 뇌에 발생하여 뇌출혈이나 간질 발작과 같은 문제를 일으키는데, 이를 뇌동정맥 기형[cerebral arteriovenous malformation]이라고 부름) 등이 원인이 되기도 한다. 통상적으로 고혈압, 당뇨, 고지혈증이 오래 지속된 사람은 과도한 흥분이나 정신적 긴장 등의 요인으로 혈압이 상승하게 될 경우, 혈관이 이를 견디지 못할 확률이 높다. 그렇기에 뇌내출혈로 인한 사망률이 60~80%에

이를 만큼 아주 높은 것이며, 살아있다고 해도 반신불수
가 될 확률이 높은 것이다. 한편 외상에 의해 증상이 발생
할 때는 뇌좌상, 경막하출혈, 지주막하출혈 등이 동반되어
나타나기도 한다.

지주막하출혈(subarachnoid hemorrhage)은 뇌의 지주막 아
래 공간에 뇌출혈이 일어나는 경우를 말한다. 사람의 뇌
막은 경막, 지주막, 연막으로 구분이 된다. 이때 지주막과
연막 사이에는 일정 공간이 존재하는데, 이 공간이 바로
뇌의 혈액을 공급하는 대부분의 큰 혈관이 지나다니는 통
로이자 뇌척수액이 교통하는 공간이다. 지주막하출혈은

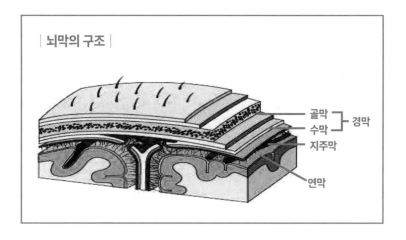

| 뇌막의 구조 |

골막
수막 ─ 경막
지주막

연막

대부분 지주막 아래를 지나는 뇌동맥에 생긴 뇌동맥류가 파열되면서 발생하며, 이 외에도 뇌혈관의 기형이나 외상 등에 의해서도 발생한다. 뇌동맥류의 원인은 아직까지 확실하게 알려진 것이 없지만 선천성 뇌혈관벽의 이상, 동맥 경화, 고혈압 등을 원인으로 들 수 있다. 또한 뇌내출혈과 경막하출혈보다 사망의 위험이 적은 것으로 알려져 있지만, 지주막하출혈은 반드시 수술하는 편이 좋다. 수술을 통해 터진 동맥류를 없애야만 재출혈의 위험이 확연히 줄어들기 때문이다.

경막하출혈(subdural hemorrhage)은 뇌의 경막과 지주막하 사이의 출혈을 말한다. 경막과 지주막하 사이의 공간에는 대뇌를 통과해서 경뇌막과 연뇌막을 연결하는 정맥이 존재한다. 여기서 경뇌막이란 뇌막 가운데 바깥층을 이루는 막을 말하며, 연뇌막은 뇌와 척수를 둘러싸고 있는 혈관의 분포가 많은 막을 말한다. 경막하출혈의 경우 대부분 외상이나 태아 분만 시 두부 손상, 동맥류 파열 등에 의해 문제가 발생한다. 이는 경막과 지주막하 사이의 정맥

들이 심하게 늘어나거나 당겨져서 파열됐기 때문이다. 흔히 교통사고가 났을 때나 상대와의 싸움에서 뇌에 손상을 입으면 발생하는 증상을 예로 들 수 있다. 그래서 경막하출혈은 상대적으로 젊은 층에서 발생하기도 한다. 또한 경막하출혈은 출혈된 부분에 혈액이 고여 두통 등의 증상이 나타나는데, 심한 경우가 아니라면 증상이 경미하여 그냥 모르고 지나칠 수 있다. 그렇기에 교통사고로 인해 머리를 다쳤을 때 아무런 증상이 없어도 며칠간은 상태를 지켜봐야 하는 것이다. 한편 단순 두통이 있다고 해서 경막하출혈을 의심할 것은 아니지만, 잦은 두통이 반복해서 발생한다면 검진을 받아볼 필요가 있다.

노년층이나 알코올 중독자는 뇌 위축이 있는 경우가 많고, 경막과 연결된 교정맥(橋靜脈, bridging vein)의 확장으로 혈관의 긴장도가 증가되어 있을 확률이 높다. 이런 상황에서는 경미한 두부 외상으로도 교정맥이 쉽게 파열되어 만성 경막하혈종이 발생할 수 있음을 주의해야 한다. 여기서 만성 경막하혈종이란 뇌를 감싸는 경막과 지주막 사이에 3주 이상이 지난 출혈이 고여서 발생하는 질환을 말하며, 일반적으로 60세 이상의 고령층에서 주로 발생한다. 하지만 예외는 언제든지 존재하므로 늘 주의할 필요가 있다.

외상에 의해서 경막 아래 공간에 급성 출혈이 발생하여 뇌를 압박하는 경우는 급성 경막하출혈이라고 한다. 보통 심한 교통사고, 낙상사고 등에 의해 발생하는데, 가장 심각한 형태의 두부 외상으로 볼 수 있다. 그렇기에 단순 두통이 아닌 의식장애를 동반하며, 병원에 도착했을 때는 혼수상태에 놓일 수 있다. 또 인지 기능과 사물을 가리키는 능력인 지남력이 저하되어 의사소통이 원활하지 않을 수 있으며, 출혈이 계속될 경우 반신 마비, 호흡 곤란 등으로 이어져 혼수상태에 빠지기도 한다.

우리의 몸은
뇌졸중 신호를 미리 보낸다

오래전부터 강력한 태풍, 홍수, 쓰나미, 지진, 화산 폭발 등 엄청난 기후 변화 이전에는 그에 따른 징조가 늘 존재했다. 해역에 없던 심해어가 수십 마리씩 나타나거나 새들이 갑자기 한 방향으로 날아가기도 하며, 동면해야 할 개구리나 뱀이 밖으로 나와 이동하는 것이다. 일본의 경우 1707년 호에이 지진, 1923년 관동 대지진, 1995년 한신 대지진 당시는 매미가 울지 않았다는 기록도 존재한다.

이렇듯 어떤 사건이 발생하기 전에는 반드시 그에 따른

징조가 나타나는데, 우리 몸도 마찬가지이다. 인간의 몸은 아주 과학적이면서도 체계화된 시스템을 가지고 있다. 어떠한 큰 증상이 몸 바깥으로 발현되기 전에는 늘 몸 어딘가에서 어떤 이상 징후가 발생한다. 그러므로 이상 징후를 잘 확인하여 미리 대비한다면 큰 문제를 사전에 예방할 수 있는 확률이 높아진다. 문제는 그 징후들이 건강에 신경을 쓰게 만들 정도로 눈에 드러나기도 하지만, 정말 사소하다고 할 정도로 미약한 징후를 보이기도 한다는 것이다. 단순 재채기에 매번 독감을 신경 쓰며 살 수는 없듯이 오히려 이로 인한 스트레스가 정신 건강에 더 악영향을 미칠 것이 분명하다.

뇌졸중도 마찬가지이다. 뇌졸중에도 전조 증상(前兆症狀, pre-symptom)은 분명히 존재한다. 전조 증상조차 없는 것이 우리 몸에는 가장 좋은 일이지만, 만약 발생했다면 이에 따른 대비를 하면 된다. 그런데 전조 증상이라는 것이 그렇듯 '이게 뇌졸중의 전조 증상인가?'라는 의구심이 들 만큼 사소하게 발생하기도 한다. 한 예로 단순히 머리가 띵하고 아프다고 해서 모두 뇌졸중으로 이어진다고 여길 수는 없다. 일이 너무 바빠서 며칠 동안 밥을 제대로 챙겨 먹지 못하거나 잠을 제대로 못 자면 두통은 언제든지 발생할 수 있기 때문이다. 이렇듯 사소한 것 하나하나에 매번 뇌졸중을 의심하며 병원을 찾을 수는 없지 않는가.

그럼에도 우리는 전조 증상이 보인다면 신경을 곤두세워야 한다. 뇌졸중은 단순히 한 가지 증상이 발현한 뒤에 이어서 오지 않는다. 사소한 증상들일지라도 오랜 시간 켜켜이 쌓여 뇌졸중으로 이어진다.

이와 관련하여 본격적인 이야기를 나누기 전에 한방공공보건평가단에서 제시한 중풍 자가 진단표를 체크해보길 권한다. 방식은 아주 간단하다. 자신에게 해당하는 부분에 체크를 한 후, 항목별 점수를 더하면 된다. 이때 점수 합계가 50점 미만이면 건강에 대해 지속적인 관심을 가지는 수준에 머무를 수 있다. 다만 20점 이상 되는 항목에 해당하는 증세를 가지고 있다면, 총 점수가 낮게 나왔어도 미리 전문기관에 방문하여 검진을 받아 보는 것이 좋다.

또한 50~70점 사이의 점수일 경우에도 뇌졸중이 발생할 가능성은 충분하며, 합계 점수가 70점 이상일 경우에는 뇌졸중이 발생할 수 있는 체질을 가졌다고 볼 수 있으므로 하루 빨리 전문기관에 방문하여 검진을 받아 볼 것을 권한다.

[중풍 자가 진단 측정표]

항목	점수	체크
1. 몸이 뚱뚱한 편이다.	5	☐
2. 흡연을 한다.	5	☐
3. 음주를 즐긴다.	5	☐
4. 짠 음식을 좋아하는 편이다.	5	☐
5. 운동을 하지 않는 편이다.	10	☐
6. 신경을 많이 쓰는 편이다.	10	☐
7. 혈압이 높은 편이다.	20	☐
8. 당뇨병이 있다.	20	☐
9. 심장 질환이 있다.	20	☐
10. 갑자기 손 감각이 둔해진 적이 있다.	20	☐

11. 가족 중 중풍 환자가 있었다.	25	☐
12. 갑자기 반쪽 눈이 침침해진 적이 있다.	25	☐
13. 갑자기 반쪽 몸의 힘이 빠진다.	30	☐
14. 갑자기 머리가 어지러운 적이 있다.	30	☐
15. 채식보다 육류를 즐긴다.	5	☐
16. 커피와 인스턴트 음식을 즐긴다.	5	☐
17. 피로를 자주 느낀다.	5	☐
18. 양약을 장기 복용하고 있다.	5	☐
19. 성격이 급한 편이다.	10	☐
20. 변비가 있다.	10	☐
21. 콜레스테롤이나 중성 지방 수치가 높다.	20	☐
22. 동맥 경화증이 있다.	20	☐
23. 몸 한쪽이 갑자기 저린 적이 있다.	20	☐
24. 피부나 근육이 당기는 듯하다.	20	☐
25. 혈액 순환이 잘 안 된다.	25	☐
26. 갑자기 심한 두통이 나타난다.	25	☐
27. 갑자기 발음이 어둔해진 적이 있다.	30	☐
28. 몸이 한쪽으로 자꾸 기우는 듯하다.	30	☐

합계

뇌졸중 전조 증상 파헤치기

뇌졸중의 대표 전조 증상은 갑자기 말을 하지 못하거나 무슨 말인지 알아듣기 힘들며, 한쪽 팔이나 다리에 힘이 없거나 감각이 없고 저려 오는 것이다. 또 갑자기 심하게 머리가 아프거나 어지러우면서 한쪽 눈이 흐릿하거나 잘 보이지 않기도 한다. 여기서 중요한 것은 뇌졸중의 증상은 '갑자기' 찾아 온다는 것이다. 실제 뇌졸중의 전조 증상은 일시적으로 갑자기 발생했다가 좋아지는 방식으로 나타날 때가 많아서 뇌졸중을 알아차리기란 쉽지가 않다. 그래서 미국 학계에서는 F. A. S. T.라는 문자를 활용하여 뇌졸중의 증상을 일반 사람들에게 홍보하고 있다. 뇌졸중은 빠른 응급조치가 필수인데 F. A. S. T.는 뇌졸중 증상을 바로 인지하여 빨리 응급실을 방문해야 한다는 의미로 뇌졸중의 대표적 증상인 한쪽 얼굴(Face)의 마비, 한쪽 팔(Arm)이나 다리의 마비, 말을 이해하지 못하거나 어눌해지는 언어(Speech) 장애가 갑자기 발생할 경우, 시간(Time, 골든타임, Time to call 119, 3시간 이내에 응급실에 도착해야 함)을 다투어 응급실로 내원하는 것이 중요하다는 의미이다. 뇌졸중의 전조 증상과 관련하여 허혈성 이렇듯 이번에는 뇌졸중과 출혈성 뇌졸중으로 분리하여 조금 더 자세히 설명해 보도록 하겠다.

[뇌졸중 자가 진단법 'FAST 법칙']

▸ F(Face Dropping): 한쪽 얼굴이 떨리고 마비된다.

▸ A(Arm Weakness): 팔다리 힘이 없고 감각이 무뎌진다.

▸ S(Speech Difficulty): 말할 때 발음이 이상하다.

▸ T(Time to call 119): 증상이 생기면 곧바로 119로 전화한다.

허혈성 뇌졸중의 대표 증상으로는 편측 마비, 언어 장애, 의식 장애, 시각 장애, 구음 장애 등이 있다. 다만 폐색된 혈관이 뇌조직의 어느 부위에 혈류를 공급하고 있었는지에 따라서 아주 다양한 형태로 발생한다.

먼저 편측 마비란 몸의 한쪽 부위에 근력 저하가 발생하여 운동 장애가 일어나는 증상을 말한다. 특별한 통증 없이 한쪽 팔, 다리에 마비가 발생하며, 얼굴·팔·다리가 움직이지 않는 상태가 지속된다. 그리고 그 결과, 수저나 컵을 손에 제대로 쥐지 못하여 바닥에 떨어뜨리게 된다. 그다음 의식 장애는 누군가 자신을 깨워도 제대로 일어나지 못하고, 불러도 눈을 잘 뜨지 못하며, 외부 자극에 의해 눈을 뜨기는 하나 앞에 있는 사람이나 사물을 제대로 알아보지 못하는 증상을 말한다. 게다가 이러한 부분이 심화되면 인지 불능증으로 감각 정보 해석의 장애를 가지게 되는 실인증(失認症, agnosia, 하나 이상의 감각 기능을 사용하여 물체를 식별할 수 있는 능력을 상실하게 된 장애)을 겪게 된다. 그다음 증상인 언어 장애는 상대방의 말은 이해하지만 그에 대한 답을 제대로 하지 못하거나, 혹은 상대방의 말을 제대로 이해하지 못해 그에 대한 답을 아예 못하기도 하는 증상을 말한다. 또 말을 하더라도 유창하게 이어지지 않고 더듬거리거나 발음이 부정확할 때가 많다. 그리고 이러한 부분이 심화되면 언어를 이해하거나 구사하는 능력에 장애가 발생하는 실어증으로 이어지기도 한다. 병변의 위치에 따라서 글을 못 읽거나 못 쓰게 될 수도 있다. 그다음 알아 볼 시각 장애는 갑자기 한쪽 눈이 안 보이거나 시야의 한 귀퉁이가 어둡게 보이는 증상을 말한다. 대뇌의 가장 뒷부분에 위치한 후두엽에 뇌졸중이 발생하면 반대쪽 시야에서 증상이 나타난다. 마지막 발음 장애를 뜻하는 구음 장애는 말을 하려고 해도 혀, 목구멍, 입술 등의 근육이 마비되어 정확한 발음을 할 수 없게 되는 증상을 말한다. 간혹 음식을 삼킬 때 장애가 동반되기도 한다.

출혈성 뇌졸중은 일반적으로 어지럼증, 두통과 깊은 연관성을 가진다. 순간 주저앉을 정도로 몸의 중심을 잡지 못하거나 심하게 어지러우며, 몸이 한쪽으로 기울어져 제대로 걷기가 힘들어 진다. 팔다리에 힘은 있는데 마음대로 움직임을 조절할 수 없게 되는 것이다. 게다가 어지럼증이 동반된 보행 장애가 심화되면 몸의 한쪽이 마비되어 움직이지 못하게 될 수도 있다. 또한 출혈의 양에 따라서도 증상이 달라지는데, 출혈의 양이 적으면 실신하는 일은 없지만, 손발에 힘이 없고 말이 어눌해지면서 입이 돌아가기도 한다. 반대로 출혈의 양이 많으면 꼬집거나 때려도 아무런 반응이 없는 혼수상태로 이어지기도 한다.

두통은 뇌출혈의 대표적인 전조 증상이다. 다만 오랫동안 지속된 만성 두통은 뇌출혈에 의한 뇌졸중의 전조 증상으로 보기는 어렵다. 일반적으로 뇌출혈의 경우 단순 뻐근함과 지끈거림 정도의 두통이 아닌, 평소보다 몇 배나 심한 두통이 지속되기 때문이다. 특히 지주막하출혈의 경우 증상이 심화되기 며칠 전부터 두통, 구토, 어지럼증, 일시적 반신 마비, 언어 및 시야 장애 등의 전조 증상이 나타난다. 이때 출혈이 가벼우면 의식 장애 없이 심한 두통만을 호소하지만, 출혈이 심하면 의식을 회복하지 못하고 곧바로 사망에 이를 수도 있다. 그러므로 만약 망치로 머리를 직접 맞는 것처럼 생전 처음 경험해 보는 강도의 두통이라면, 지주막하출혈을 의심해 볼 필요가 있다. 또한 지주막하출혈은 두통 외에도 사물이 명료하게 보이지 않고 두 개로 겹쳐 보이는 복시와 윗눈꺼풀이 늘어지는 안검하수가 발생할 수 있으며, 경련과 같은 발작을 일으킬 수도 있다.

뇌졸중을 미리 경험한다면

앞서 이야기한 다양한 뇌졸중 전조 증상이 한 번에 발현되는 순간이 있다. 이를 의학적으로는 일과성 허혈 발작(TIA, Transient Ischemic Attack)이라고 부르며, 일반적으로 미니 뇌졸중이라고 부른다. 일과성 허혈 발작은 뇌로 가는 혈액이 줄어들어 뇌 기능의 일부가 일시적으로 정지되는 상태를 말한다. 이 증상의 가장 큰 특징은 증상을 보인지 24시간 이내에 증상이 해소된다는 것이다. 빠르면 1시간 이내에 회복되기도 한다.

일과성 허혈 발작(뇌의 혈액 공급이 줄어들어 뇌 기능의 일부가 일시적으로 상실되는 것)은 45세 이후에 가장 많이 나타나며, 남성의 발병률이 여성에 비해 3배가량 높다. 또 흡연, 고지방 식이 등의 생활습관이 위험 요인으로 작용한다고 알려져 있다. 한편 자신 혹은 주변에서 발작 증상이 일어난다면 그대로 방치하지 않는 것이 중요하다. 일과성 허혈 발작이 24시간 이상 지속되면 뇌졸중으로 이어질 가능성이 크기 때문이다. 실제 이 증상을 그대로 방치할 경우 환자 3명 중 1명은 뇌졸중으로 이어진다는 연구 결과가 있다.

대표적인 증상으로는 한쪽 눈의 시력이 사라지거나 양쪽 눈의 시력이 저하되고, 말이 어눌해지면서 타인의 말을 이해하기가 어려워진다. 또 신체 한 부위의 감각이 저하 또는 마비되거나 몸이 흔들리는 느낌을 받기도 하며, 균형 감각을 상실하거나 의식을 잃기도 한다. 즉, 앞서 언급했던 뇌졸중의 전조 증상의 집합체로 볼 수 있는 것이다.

일과성 허혈 발작은 대부분 한 시간 이내에 사라진다. 그런데 일순간의 증상으로만 판단하여 가볍게 여겨서는 안 된다. 가벼운 증상이 추후 뇌졸중으로 이어질 수도 있기 때문이다. 실제 필자에게 뇌졸중 증상으로 온 환자들 중에는 이미 미니 뇌졸중을 경험한 사람이 꽤 있었다. 그런데 계절에 겪는 일상에서의 감기처럼 가볍게 여긴 사람들이 대부분이었다. 일과성 허혈 발작은 며칠 동안 반복되기도 하며, 몇 년이 지난 후 재발되기도 한다. 물론 발작이 재발되지 않는 것이 가장 좋은 경우이지만, 주기적으로 발작이 발생한다면, 차후 뇌졸중으로 발전할 확률이 상당히 높다는 점을 잊어서는 안 된다.

일과성 허혈 발작 대처 방법

만약 옆에 있는 사람이 일과성 허혈 발작을 일으킨다면 골든타임 내에 치료가 이뤄지는 것이 가장 중요하다. 보통 뇌졸중은 발생 직후 1분에 수백만 개의 신경 세포가 사라지기 때문에 골든타임을 놓치면 늘어난 시간만큼 후유증이 길게 남을 수밖에 없다. 또 뇌졸중은 발생 이후 3시간에서 최대 6시간까지를 골든타임으로 보지만, 일반적으로는 4시간 30분 내에 치료가 이뤄져야 하는 것으로 규정하고 있다. 시간이 앞으로 당겨질수록 초기 뇌 손상의 진행을 늦출 수 있기 때문이다.

뇌세포는 혈액 공급이 단 몇 분만 되지 않아도 손상을 입는다. 게다가 한 번 죽은 뇌세포는 다시 살릴 수 없다. 그러므로 뇌세포가 주변 혈관으로부터 산소와 영양분을 받으며 버틸 수 있는 시간 즉, 골든타임인 3~4.5시간 안에 조치가 일어져야 한다. 그러나 응급실에 도착했다고 해서 바로 조치가 이루어지는 것은 아니므로 엄밀한 관점에서 뇌졸중의 골든타임은 3시간으로 보는 것이 타당하다.

'뇌는 시간이다(Brain is time)'라는 말이 있다. 뇌졸중은 빠른 시간만이 유일한 응급조치이며, 증상 발생 후 반드시 3시간 이내에 병원 응급실을 찾아야 부작용을 최소화할 수 있다. 또한 병원에서 응급 치료를 받았다면 증상 발생 후 48시간이 지나기 전에 재활 치료를 시작해야 한다. 또 그로부터 3개월 동안 재활 치료를 집중적으로 받는 것을 권장한다. 이 기간을 어떻게 보내느냐가 추후 재발 및 뇌 손상의 회복의 정도를 결정한다.

당황하지 않고 침착해야 한다. 상대가 이상 증세를 보인다고 해서 긴장하거나 떨어서는 안 되며, 서둘러 119에 전화해서 응급차를 불러야 한다. 응급차를 기다리는 동안에는 간단한 응급조치를 진행한다. 간단하지만 환자에게는 큰 도움이 된다. 먼저 발작을 일으킨 곳이 실외라면 차가 다니지 않는 안전한 장소로 옮겨야 한다. 이때 혼자옮기기 힘들다면 주변 사람들에게 도움을 요청하고, 가능하다면 이불처럼 푹신한 천 위에 눕혀 운반하는 게 좋다.

이후 환자의 기도가 막히지 않도록 편안한 상태로 만들어 주져야 한다. 따라서 목이나 배 등이 벨트나 단추로 조여져 있다면, 풀어서 느슨하게 해줘야 한다. 만약 환자가 구토를 한다면 기도로 음식물이 들어갈 수 있으므로 얼굴은 옆으로 돌려주고 입안은 닦아주는 것이 좋다. 이때 한쪽 손을 환자의 머리 밑에 넣고 무릎을 약간 구부려주면 안정적인 자세가 된다. 만약에 마비된 쪽이 어디인지 판단할 수 있다면 마비된 쪽이 위로 오게 눕혀야 한다. 또 통풍이 잘 되는 서늘한 곳으로 환자를 옮기는 것이 좋지만, 추운 계절이라면 모포나 이불, 또는 보호자의 옷 등을 덮어주면 것이 좋다. 가끔 일부 환자들 중 대소변을 지리는 경우가 있는데, 이 경우 무리하게 옷을 갈아입히지 않는 게 좋다. 되도록이면 몸을 움직이지 않아야 하기 때문이다.

혹시나 혈압이 급격하게 높게 나왔다고 해서 혈압약 또는 우황청심원을 복용하는 것은 좋은 선택이 아니다. 물론 우황청심원의 경우 심장 혈관계 및 뇌 신경계 질환에 널리 사용하고 있을 만큼 좋은 약품이다. 실제로 한의학에서는 중풍에 대해 우황청심원의 효능을 밝히는 연구가 지속되고 있으며, 이러한 연구를 통해 우황청심원의 뇌혈류 개선 작용과 뇌세포 보호 작용이 중풍 치료에 일정 이상의 영향을 미친다는 것을 밝혀냈다. 다만 그럼에도 좋은 선택이 아니라고 하는 것은 뇌졸중으로 마비가 생기면 음식을 삼키는 과정에서 문제가 발생할 수도 있기 때문이다. 보통 우황청심원은 씹어서 삼키거나 액체로 마시는데, 잘못 삼키게 될 경우 사레가 들 수 있다. 또 만약 기도로 잘못 넘어가 폐로 들어가게 된다면, 흡인성 폐렴을 유발하는 등 큰 문제를 일으킬 수도 있다.

한편 조금의 여유가 있다면 환자의 상태를 살펴보는 것도 필요하다. 전문성을 이야기하는 것은 아니다. 간단하게 몇 가지만 확인하도 된다. 가장 먼저 의식이 있는지 확인한다. 이때 환자의 상태가 괜찮다면 이름을 불렀을 때 대답할 수 있을 것이고, 현재의 증상에 대해서도 대략 이야기할 수 있을 것이다. 하지만 말을 걸었을 때 환자가 목소리에 반응은 보이지만 대답을 확실하게 하지 못하거나 꼬집어도 별도의 반사 반응이 없다면, 이는 의식 장애가 있다고 볼 수 있다.

의식을 잃으면 호흡 곤란에 빠질 수 있다. 이 경우 먼저 가슴이 위아래로 움직이는지 살펴 본 후, 입과 코에 얼굴을 가까이 대고 숨을 쉬는지 확인한다. 상황이 여의치 않다면, 손등으로 확인해도 괜찮다. 만약 숨쉬기 괴로운 게 느껴진다면 혀뿌리가 기도를 막지 않도록 얼굴이 위로 향하게 바로 눕혀 턱을 높이 치켜세워야 한다.

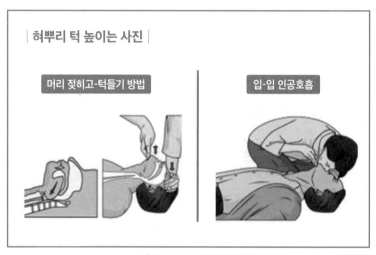

| 혀뿌리 턱 높이는 사진 |

머리 젖히고-턱들기 방법

입-입 인공호흡

(출처 : 2011 한국 심폐소생술 지침, 대한심폐소생협회)

이 모든 과정이 복잡해 보일 수 있다. 그러나 당황하지 않는다면 누구나 전문 의료 지식이 없이도 응급 조치를 시행할 수 있다. 물론 응급차의 도착 시간이 환자의 생사를 결정짓는 직접적인 연관성을 가지지만, 그 전에 보호자의 간단한 행위만으로도 환자의 여러 문제를 최소화할

수 있다. 그러므로 보호자가 정신을 똑바로 차려야만 환
자가 골든타임 내에 치료를 받을 수 있음을 늘 명심해야
한다.

뇌졸중 고위험 요인 이해하기 - 고혈압

고혈압은 뇌졸중을 유발하는 고위험 인자 중에서도 제 1요인으로 볼 수 있을 만큼 중요하다. 뇌졸중 환자의 60% 전후가 해당된다고 볼 수 있는데, 그중에서도 뇌내출혈은 외부 타격을 받은 경우가 아니라면 대부분 고혈압에서 발생한다. 또 뇌내출혈은 뇌졸중 종류 중에서도 사망률이 60~80%에 이를 만큼 상당히 높은 편에 속하며, 사망하지 않는다고 해도 반신불수가 될 확률이 높다.

뇌의 무게는 체중의 약 2%에 불과하지만, 혈류의 20%

가 뇌로 간다. 뇌가 정상적으로 가동되기 위해서는 혈류량이 충분히 필요하기 때문이다. 그리고 이때 혈액이 혈관벽에 가하는 힘을 뜻하는 혈압이 중요하다. 혈압이 높으면 지속적으로 혈관벽에 높은 압력을 가하게 되어 혈관 손상 및 염증을 유발하며, 혈소판 등의 성분이 혈관에 부착되어 동맥 경화를 일으키는 등 뇌경색의 주원인이 되기 때문이다. 뇌경색은 혈관 위험 인자에 노출되지 않는 것이 중요하다. 따라서 뇌혈관의 어느 부위든 혈관 협착이 있다면 정확한 진단이 선행되어야 한다. 이때 증상과 위치 등에 따라 치료 방법은 달라질 수 있다.

한의학 관점에서 바라본 고혈압

고혈압은 원인에 따라 본태성(1차성) 고혈압과 2차성 고혈압으로 나뉜다. 다만 고혈압 환자의 약 90~95%가 본태성 고혈압에 해당하며, 나머지가 2차성 고혈압에 속한다. 본태성 고혈압은 그 원인을 명확히 알 수 없으나 심장이

한 번 수축할 때마다 뿜어대는 혈액량의 증가나 말초 혈관 저항의 증가에 의한 것으로 본다. 그리고 이러한 증상은 비만, 흡연, 음주, 짜고 맵게 먹는 식습관, 스트레스 등 여러 요인이 영향을 미치는 것으로 파악된다. 또한 가족력이 일부 영향을 미치는데, 부모가 모두 고혈압 환자라면 자녀도 고혈압 환자에 속할 확률이 높아진다.

2차성 고혈압은 본태성 고혈압과는 달리 명확하게 원인이 밝혀지는 경우를 말한다. 대체적으로 신장 이상, 혈관 이상, 부신 질환, 신동맥 협착증, 갑상선 질환, 여성 호르몬이 들어 있는 피임약 복용 등이 원인으로 나타난다. 단, 2차성 고혈압은 원인 질환을 찾아서 그에 맞게 치료하면 혈압이 정상화될 때가 많다.

한의학에서는 고혈압의 원인을 앞서 언급한 화(火), 담(痰), 허(虛)에 풍(風)을 더하여 주로 해석하며, 다음과 같이 요약할 수 있다. 풍(風)은 내경설(內經說)로 본다. 가장 오래된 중국의 의학서이자 한의학의 고전으로 불리는 『황제내경(黃帝內經)』에서는 고혈압을 몸이 허한 틈을 타서 침입하여 병을 일으킨다는 뜻을 가진 허사적풍(虛邪賊風)으로 보았다. 이는 자연환경의 변화와 인체 내부 환경의 부조화에 의해서 발생했다는 의미이다. 화(火)는 하간설(河間說)로 본다. 중국 금나라와 원나라에서 이름 난 네 명의 의학자를 말하는 금원사대가(金元四大家)◆의 한 사람인 유하간은 마음의 병과 정신적 충격 등으로 고혈압이 발생했다고 보았다. 담(痰)은 단계설(丹溪說)이다. 금원사대가의 한 사람인 주단계는 몸이 비대한 사람은 습이 많아서 담을 발생시키며, 담은 열을 불러일으키고, 그 열이 극에 달하면 고혈압으로 이어진다고 했다. 마지막을 허(虛)는 동원설(東垣說)이다. 금원사대가의 또 다른 한 사람인 이동원은 40세 이후가 되면 몸에 기운이 빠져 고혈압이 발생한다고 하였으며, 이 밖에도 사상 체질에 따라 고혈압이 다르게 발생한다고 보았다.

◆ 금원사대가(金元四大家) : 중국 금원(金元) 시기(1115~1368)의 유완소(劉完素 : 守眞), 장종정(張從正 : 子和), 이고(李杲 : 東垣), 주진형(朱震亨 : 丹溪) 등 4명의 저명한 의학자. 그들은 제각기 다른 학설을 주장해 4개의 학파를 대표하고 있다. 이들의 학술적 주장은 당시와 후세에 커다란 영향을 끼쳤다.

고혈압의 실제

혈압은 변동성을 가지기에 혈압을 측정할 때는 심신이 안정된 상태에서 반복하여 측정해야 한다. 그러므로 혈압을 측정할 때는 네 가지 정도의 기본 수칙을 지킬 필요가 있다. 첫째는 5분 이상 충분히 앉아서 쉰 상태, 둘째는 카페인이 든 음료를 1시간 이상 금한 상태, 셋째는 15분 정도 흡연을 하지 않은 상태, 넷째는 조용하고 따뜻한 곳에서 혈압 측정 2회 반복 시행이다. 이러한 조건에서 혈압을 재면 두 가지 수치가 나타난다. 하나는 심장이 수축할 때의 혈압으로 최고 혈압을 의미하는 수축기 혈압이고, 다른 하나는 심장이 확장할 때의 혈압으로 최저 혈압을 의미하는 확장기 혈압이다. 우리가 흔히 말하는 정상 혈압은 수축기 혈압이 120mmHg 미만이고, 이완기 혈압이 80mmHg 미만일 때를 말한다. 그러나 다양한 이유로 혈압이 높아져 수축기 혈압이 140mmHg 이상이거나 확장기 혈압이 90mmHg 이상이면 '고혈압' 진단을 받게 된다.

수축기 혈압이 높은 것과 확장기 혈압이 높은 것은 뇌졸중의 발생과도 밀접한 관련이 있다. 혈압이 높으면 높을수록 뇌졸중에 걸릴 확률이 높아지기 때문이다. 물론 고혈압의 정도와 통계 분석 방법에 따라서 위험도는 다르지만, 대한뇌졸중학회에 의하면 일반적으로 고혈압이 있는 경우 다른 건강한 사람에 비해 뇌졸중의 위험이 2배에서 많게는 4배까지 올라가게 되며, 뇌출혈의 가장 중요한 원인이 된다고 한다.

일반적으로 편안한 상태에서 혈압을 재었을 때 수축기 혈압이 140mmHg 이상이거나 확장기 혈압이 90~95mmHg 이상인 경우가 2회 이상 반복 측정되면 고혈압으로 진단한다. 현재 성인의 약 20~30%는 이 범주에 속한다고 볼 수 있다. 만약 수축기 혈압이 160mmHg 이상이 되면 별다른 위험 인자가 복합적으로 주어지지 않아도 뇌졸중이 발생할 확률이 있다고 보며, 180mmHg 이상이 되면 혈압 단독 인자만으로도 뇌졸중 발생의 고위험군으로 여긴다.

한편, 단순히 혈압이 높은 것보다 비정상적인 혈압의 변화에 더 신경을 써야 할 필요가 있다. 뇌졸중은 나이보다는 스트레스나 생활습관에 따라 더욱 민감하게 반응하기 때문이다. 즉, 평소에 140/90mmHg 정도의 혈압을 유지하는 노년층보다는 스트레스, 식습관 등의 문제로 수축기 혈압이 200mmHg 전후로 종종 상승하는 중년층이 오히려 뇌졸중에 걸릴 확률이 더 높다고 볼 수 있는 것이다. 또한 수축기 혈압이 140mmHg 미만이라고 하더라도 당뇨, 심혈관계 질환 등 기타 뇌졸중 발생 요인을 가지고 있다면 복합적 요인으로 판단하여 뇌졸중 발생의 고위험군으로 여길 수 있다.

혈압과 관련해서 한 가지 알아둬야 할 것으로 맥압을 들 수 있다. 많은 사람들이 혈압이 높으면 고혈압이라는 사실은 알고 있지만, 정작 고혈압 환자들조차 맥압에 대해서는 잘 모르고 있다. 맥압이란 '최고 혈압과 최저 혈압의 차이'를 말한다. 예를 들어 최고 혈압이 120mmHg, 최저 혈압이 80mmHg이라면 맥압은 40mmHg이다. 일반적으로 정상적인 맥압 수치는 35~45mmHg이며, 나이대별로 일정 차이를 두기도 한다. 20~50대는 45mmHg, 60대는 50mmHg정도이다. 다만 나이와 상관없이 맥압이 60일 때부터는 집중적인 관리가 필요하다. 이렇듯 혈압은 절대치로서의 수치도 중요하지만 맥압도 반드시 참고해야 한다.

맥압은 '혈관의 탄력성'을 나타낸다. 건강하고 탄력이 있는 혈관은 자유로운 팽창과 수축을 반복하기에 맥압이 높지가 않다. 하지만 나이가 들면 혈관이 탄력성을 잃고 경직되므로 맥압이 증가한다. 노년층은 장년층에 비해 상대적으로 수축기 혈압이 더욱 중요하지만, 맥압의 증가 또한 혈관의 경직도에 변화를 나타내는 것이므로 간과해서는 안 된다.

결국 맥압의 수치는 혈관이 딱딱해진 정도를 의미한다. 맥압의 수치가 높으면 혈관 탄력이 낮다고 볼 수 있다. 즉 혈관이 딱딱해져서 두께가 늘어나 탄성이 줄었다는 의미이다. 동맥벽이 딱딱해지면 심장이 수축과 이완을 할 때 동맥이 높아지고 낮아지는 압력을 잘 소화할 수 없게 된다. 그렇기 때문에 수축기 혈압은 높아지면서 동시에 확장기 혈압은 낮아져서 맥압이 높아지게 되는 것이다. 이러한 특성으로 인해 맥압은 혈관 질환을 예측하는 지표로 활용된다.

맥압은 동맥 경화와 직접적인 연관이 있다. 일반적으로 맥압이 높으면 동맥 경화로 판단한다. 혈액이 흐르면서 혈관 내 압력이 발생할 때 탄력성이 좋은 혈관은 늘어나거나 수축하는 등 유연하게 대응하지만, 혈관이 딱딱하면 제대로 대응하지 못해 내부에 압력만 커져서 혈관벽을 지속해서 자극한다. 이 상태가 지속되면 고혈압으로 이어지게 된다. 한편, 맥압이 높아지는 원인은 노화와 더불어 고지방 음식, 음주, 흡연 등 잘못된 생활습관으로 인해 혈액 내 노폐물이 혈관벽에 쌓이게 되어 맥압이 높아진다.

고혈압은 일상생활에서 큰 불편함을 일으키진 않는다. 그러나 뇌졸중을 유발하는 주요 원인인 만큼 적극적인 관리가 필요하다. 그렇다고 고혈압일 경우에만 관리하라는 의미가 아니다. 저혈압일 경우에도 뇌졸중은 발생할 수 있다. 한 가지 예로 앉거나 누워 있다가 일어설 때 혈압이 떨어져서 어지러움을 느끼는 경우가 있는데, 이를 기립성 저혈압이라고 한다. 미국의 한 대학교 연구팀은 별다른 질환이 없는 성인 실험자 1만 1,709명을 5년 주기로 총 25년간 추적 조사하여 뇌졸중과의 관계를 확인했다. 그 결과, 기립성 저혈압 환자는 그렇지 않은 사람과 비교했을 때 뇌졸중뿐 아니라 치매 위험도 높은 것으로 나타났다. 또한 기립성 저혈압이 있는 참가자의 허혈성 뇌졸중의 발병률 역시 보통의 사람보다 2배나 높은 약 15%에 해당하는 것으로 나타났다. 이러한 연구 결과를 토대로 연구팀은 기립성 저혈압이 있으면 일시적으로 뇌에 혈액 공급이 원활하게 이루어지지 않는데, 이것이 반복되면서 뇌졸중을 유발할 수 있다고 보았다. 이처럼 뇌졸중 유발 확률을 낮추기 위해서는 고혈압, 저혈압 구분 없이 관리가 필요하다. 따라서 평소에 적절한 마음 챙김을 하고 올바른 식습관 및 생활습관을 잘 지키고 꾸준하게 운동을 하는 것이 가장 중요하다.

뇌졸중 고위험 요인 이해하기 - 심장병

심장병은 고혈압만큼이나 뇌졸중의 주요 원인으로 손꼽힌다. 특히 심장병은 허혈성 뇌졸중 즉, 뇌경색의 주요 원인이기도 하다. 물론 통계 분석 방법에 따라 차이가 존재하지만 우리나라 전체 뇌졸중 환자 중 약 10% 이하, 서양에서는 전체 뇌졸중 환자의 약 15% 전후가 심장병이 뇌졸중의 주요 원인인 것으로 나타났다.

심장 질환이 있으면 심장에 혈전이 생기기 쉽다. 또 혈관을 막고 있는 핏덩어리인 혈전이 떨어져서 혈관 속을 흘러 다니다가 특정 부위의 뇌혈관을 막으면 뇌경색이 발생한다. 뇌경색을 일으킬 수 있는 심장 질환의 종류는 심방세동, 류마티스성 심장판막 질환, 급성 심근경색 등이 있다. 이 중에서 우리나라는 서양에 비해 관상동맥 질환이 적기 때문에 뇌경색을 일으키는 질환은 주로 심방세동, 류마티스성 심장판막 질환이다.

심방세동은 심방의 규칙적인 수축이 사라지고 불규칙한 잔떨림이 발생하는 증상으로써 부정맥 중 가장 흔하게 접할 수 있는 질환이다. 게다가 부정맥은 완치가 되기도 하지만 그렇지 않은 경우에는 부정맥으로 인한 다른 합병증을 불러올 수도 있다. 또한 심방세동은 나이가 들어갈수록 그 빈도가 높아진다. 65세 이상의 노년층에서 심방세동을 가진 사람은 약 6% 정도이며, 전체에서는 약 1% 정도인 것으로 알려져 있다. 참고로 손목 동맥을 만져서 부정맥을 간단하게 진단할 수 있다. 평상시에 맥이 1분에 60~100회 정도로 규칙적이지 않다면, 부정맥을 검진해 볼 필요가 있다.

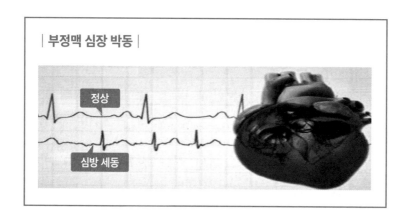

| 부정맥 심장 박동 |

정상

심방 세동

심장의 밸브라 불리는 심장판막은 피가 한 방향으로만 흐를 수 있도록 만드는 역할을 한다. 그런데 이 심장판막에 이상이 생기면 판막의 석회가 침착되거나 과거 염증에 의해 판막이 잘 열리지 않게 된다. 그리고 그 결과, 피가 흐르는 통로가 좁아지거나 판막이 잘 닫히지 않아서 혈류가 역류하게 된다. 다만 심장판막의 기능이 떨어진다고 해서 곧바로 증상이 나타나지는 않는다. 판막 손상이 심각하지 않다면 심장이 열심히 일함으로써 혈액 순환을 할 수 있도록 버티기 때문이다. 그럼에도 한계점은 분명하다. 판막의 손상이 심화되면 숨이 차거나 가슴이 답답해지는 증상이 심해지며 기침, 피가래, 가슴 통증 등을 유발한다. 그리고 더욱 심화될 경우에는 똑바로 눕지 못해 앉아서 밤을 지새우거나 가만히 앉아 있어도 숨이 가쁠 정도로 힘들어진다.

그중 류마티스성 심장판막 질환은 주로 세균 감염에 의해 발생한다. 이 질환은 어렸을 적 편도선염(류마티스염) 등을 앓고 난 후, 판막 질환이 서서히 진행되어 발병하는데, 과거에는 우리나라에서 흔히 볼 수 있는 질환 중 하나였지만 경제 발달에 따른 생활 위생 개선으로 인해 현재는 정체 상태에 있다. 국민건강보험공단에서 밝힌 바에 따르면 류마티스성 심장판막 질환의 연령표준화 누적 유병률은 2006년 이후 큰 변화가 없는 것으로 확인되었다. 대신 노화에 의해 발생하는 퇴행성 심장판막 질환이 그 자리를 메우고 있다. 국민건강보험공단에 따르면 퇴행성 심장판막 질환은 2011년 31,162명에서 2019년 50,236명으로 매년 꾸준히 증가하고 있다는 것으로 나타났다.

한편, 심장 질환이 뇌졸중에서 중요한 이유 중 하나는

바로 합병증 때문이다. 일반적으로 심장 질환은 뇌졸중 위험 인자를 함께 가지고 있다. 따라서 여러 가지 심장 질환을 동시에 가지고 있는 환자의 경우에는 뇌경색이 발생할 위험이 훨씬 높아진다. 또한 심장 질환을 가진 환자의 나이가 많거나 혈압이 높을 경우, 또는 중풍을 앓은 경험이 있다면 발병 가능성은 더욱 증가한다. 예를 들어 심방세동만 갖고 있는 사람은 정상인보다 뇌졸중에 걸릴 확률이 5배 정도 높으며, 심방세동에 류마티스성 심장판막 질환이 함께 있다면 그 위험도는 18배 정도 더 높아진다. 그러므로 질환이 있는 사람의 심장병이 있는 경우에는 심장에 어혈(혈전, 피떡, 피가 굳은 작은 덩어리)이 생기지 않도록 평소에 혈압 관리, 주기적인 운동, 올바른 식습관 등 예방에 충실해야 하며, 치료를 적극적으로 받아야 한다.

11

뇌졸중 고위험 요인 이해하기 - 당뇨, 고지혈증

합병증의 주범 당뇨

당뇨는 우리 몸의 췌장에서 분비되는 호르몬인 인슐린이 부족해서 혈액 안의 당분인 혈당이 높아지는 질환으로, 국내 30세 이상 성인 7명 중 1명이 당뇨병을 앓고 있을 정도로 의학계에서는 흔한 성인 질환 중 하나이다. 당뇨는 크게 1형, 2형으로 나뉘는데, 대다수의 환자는 성인 당뇨병으로 불리는 제2형 당뇨를 앓고 있다. 건강보험심사평가원에 따르면 국내 2형 당뇨 환자는 최근 5년 사이에 약 27.8% 증가한 것으로 나타났다.

우리 몸의 각 장기는 당분을 에너지원으로 사용한다. 그런데 이때 당뇨로 인해 인슐린이 부족하면 주요 에너지원인 당분을 사용하지 못하게 되고, 이로 인해 넘치는 당분은 혈액 중에 필요 이상으로 쌓여 소변으로 배출된다. 또한 당분이 에너지원으로 적절히 사용되지 못하면 다른 에너지원인 지질에도 이상 징후가 발생하여 혈중 지질 농도가 증가한다. 그리고 당과 지질이 높은 상태가 지속되면 미세혈관(microvessel)이 막혀 동맥 경화의 원인이 된다.

당뇨병이 위험한 이유는 뇌졸중을 비롯해 여러 가지 합병증을 불러오기 때문이다. 당뇨로 발생한 동맥 경화는 미세한 혈관들을 손상시킨다. 그리고 이로 인해 눈의 망막, 말초신경, 신장 등에 문제가 발생한다. 먼저 당뇨에 의한 망막증은 시력 상실을 불러올 수 있으며, 백내장과 녹내장이 발생하는 원인이 될 수도 있다. 또 신장의 기능이 악화되면 처음에는 소변에 단백이 나오다가 나중에는 만성 신부전에까지 이르게 된다. 이렇듯 당뇨가 심화되어 큰 혈관이 손상되면 팔다리의 혈액 순환 장애뿐 아니라 뇌졸중 발생으로 이어지는 지름길인 고혈압, 심장 질환 등 여러 가지 합병증을 불러온다.

여러 연구에 따르면 당뇨병 환자가 정상인보다 뇌졸중에 걸릴 확률이 2~3배 정도 더 높은 것으로 밝혀졌다. 특히 여성 당뇨 환자의 경우 뇌졸중 발생 위험이 2.3배로 남성 당뇨 환자보다 27% 높은 것으로 나타났다. 또한 당뇨병을 앓은 기간이 길수록 뇌졸중에 걸릴 가능성이 크며, 당뇨병이 있는 뇌졸중 환자는 일반 뇌졸중 환자에 비해 사망할 확률이 높다. 따라서 당뇨병 초기에는 식이 요법과 운동, 또는 약을 복용하여 신체를 조절해야 하고, 심해지면 주치의의 의견에 따라 인슐린 주사를 활용한 치료를 진행해야 한다.

3고 현상 중 하나인 고지혈증

    고지혈증도 당뇨만큼이나 뇌졸중을 불러오는 고위험 인자이다. 고지혈증은 고혈압, 고혈당과 더불어 '3고(高) 현상(혈관 3高)'으로 불리기도 한다. 고지혈증은 우리 몸의 혈액에 지방질이 정상 수치를 넘어 과다한 상태를 말한다. 지방질이 정상 수치를 넘으면 혈관이 막히는 동맥 경화를 일으키게 되는데, 상태가 심화될 경우 심장 질환, 뇌경색 등의 합병증을 발병한다.

    지방질은 콜레스테롤, 중성 지방, 유리 지방산, 인지질 등을 포함한다. 여기서 조금 더 중점을 두고 봐야 할 것은 바로 콜레스테롤인데, 총 콜레스테롤이 240mg/dl 이상이거나 중성 지방이 200mg/dl 이상일 경우 고지혈증으로 진단한다. 총 콜레스테롤은 HDL과 LDL 콜레스테롤의 합으로 볼 수 있다. 흔히 LDL 콜레스테롤을 나쁜 콜레스테롤로 규정하며, 총 콜레스테롤 및 LDL 콜레스테롤 수치가 낮게 유지되는 것이 좋다고 규정하고 있다. 일반적으로

총콜레스테롤

200 이하	200~239	240 이상
적절	약간 높음	높음
(desirable)	(borderline high)	(high)

LDL-콜레스테롤

100 이하	100~129	130~159	160~189	190 이상
정상	정상 이상	약간 높음	높음	아주 높음
(optimal)	(near optimal/ above optimal)	(borderline high)	(high)	(very high)

HDL-콜레스테롤

40 이하	60 이상
낮음 (low)	높음 (high)

중성 지방 수치

150mg/dL 이하	150~199mg/dL	200~499mg/dL	500mg/dL 이상
정상	약간 높음	높음	아주 높음
(optimal)	(borderline high)	(high)	(very high)
-	체중 감량과 운동요법	생활요법과 함께 약물 치료 고려	즉시 약물 치료

[출처 : 대한진단검사의학회]

성인에게 적절한 총 콜레스테롤 수치는 200mg/dl 미만이며, 200~239mg/dl은 위험 경계선에 가까운 수치로 본다. 또 LDL 콜레스테롤 수치는 100mg/dl 미만으로 유지되어야 하며, 160mg/dl 이상은 관리가 필요한 위험 수치로 여긴다.

총 콜레스테롤 수치는 운동량이 부족하면서 가공식품이 많이 함유된 식단을 섭취하는 식습관을 가진 사람일수록 높게 나타난다. 여성의 경우 50~60대에서 고지혈증 발생이 급격히 증가하는데, 이러한 이유로는 폐경과 호르몬의 변화를 들 수 있다. 여성 호르몬인 에스트로겐이 콜레스테롤 수치를 낮춰주는데, 폐경으로 인해 에스트로겐 수치가 낮아지면서 혈관에 콜레스테롤이 쌓여 문제가 발생하는 것이다.

콜레스테롤을 낮추기 위해서는 규칙적인 운동과 저지방·저콜레스테롤 식이가 권장된다. 다만 운동과 식습관으로 안 될 경우 주치의의 진단 아래 약물 및 기타 치료를 진행할 수도 있다. 여기서 한 가지 알고 가야 할 사실은 콜레스테롤 수치가 낮다고 해서 무조건 좋은 것만은 아니라는 사실이다. 100mg/dL 미만의 매우 낮은 콜레스테롤은 영양실조, 간질환, 암과 같은 질환이 있을 경우 발생할 수도 있다. 미국의 한 연구에 따르면 콜레스테롤 수치가 160mg/dl 이하인 경우 뇌출혈에 잘 걸리고 특히 혈압이 높은 남자일수록 발병 확률이 높은 것으로 나타났다.

뇌졸중을 일으키는 위험 인자는 다양하게 존재한다. 그럼에도 고혈압과 더불어 당뇨, 고지혈증은 하나의 독립된 위험 인자가 아닌 서로 연관되어 있어 하나가 생길 경우 다른 합병증도 동반하여 건강을 위협할 수 있음을 늘 주의해야 한다.

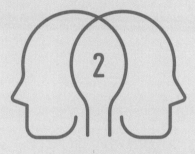

P
A
R
T

2

뇌졸중의
진실과 오해

나이와 유전은
뇌졸중과 상관있나요?

대다수의 사람들은 뇌졸중을 포함한 치매, 파킨슨병 등 주요 뇌질환들은 노년층에만 해당된다고 여겼다. 즉, 나이가 들수록 병에 걸릴 확률이 높으며 중·장년층에 속하지 않는 20~30대는 해당하지 않는다고 생각했다. 실제로 나이가 많을수록 뇌졸중에 걸릴 확률이 높은 것은 맞다. 뇌졸중 환자의 대부분이 60세 이상이기 때문이다. 국민건강보험공단에 따르면 60세 이상의 고연령층 환자일수록 진료인원 수가 많으며, 이는 총 진료인원의 약 78%에 해당한다. 다른 조사에서는 70대가 50대에 비해 뇌졸중 발병 빈도가 4배 정도 높다고 밝혔다.

그런데 오래전부터 뇌졸중은 단순히 나이가 많다고 해서 걸리는 질환은 아니었다. 정확히는 뇌졸중은 나이가 '증가할수록' 발병률과 사망률이 급격히 증가한다고 볼 수 있다. 즉, 상대적으로 나이가 많은 사람이 나이가 적은 사람보다 뇌졸중에 해당하는 경우가 많을 뿐이다.

하지만 시대가 흐르면서 상대적인 개념도 점차 달라지고 있다. 뇌졸중 환자의 평균 나이의 범주가 60대 이상에서 40~50대 중·장년층까지 내려와 있는 상태이며 뇌졸중과는 거리가 있다고 여겼던 20~30대에도 영향을 미치고 있다. 20~30대가 아직 빨간불은 아닐지라도 적어도 노란불은 켜졌다고 볼 수 있다. 이를 증명하듯 미국 국립 보건원에 따르면 1995년과 2012년 사이 뇌졸중 인구는 18세에서 44세 사이 남성에게서 거의 두 배로 늘어났으며 뇌졸중 환자의 약 10%가 50세 이하에서 나타나고 있다고 밝혔다. 실제 필자에게 오는 환자 중에서 20~30대도 적지 않다.

50세 이하의 환자 사이에서 뇌졸중 환자가 증가하는 이유는 여러 가지를 들 수 있지만 가장 주된 이유로 흡연과 비만을 들 수 있다. 70세 이상 뇌졸중 환자들의 주된 요인인 고혈압, 당뇨, 고지혈증, 심방세동 등과는 조금은 다른 요인이다. 흡연과 비만은 뇌졸중을 불러오는 주요인으로 볼 수 있다.

한 연구에 따르면 45세 미만 남성의 경우 뇌졸중 발생에 흡연의 기여 위험도가 무려 45%로 나타났다. 기여 위험도가 45%라는 것은 45세 미만 남성 뇌졸중 환자 100명 중 45명은 뇌졸중의 발병 원인이 흡연이라는 것을 의미한다. 또한 일상의 식습관 및 운동습관과 직접적인 연관성을 가지는 비만은 나이와는 상관없이 뇌졸중을 불러오는 주된 위험요소이다. 우리나라에 서양식 문화가 자연스럽게 스며들면서 패스트푸드를 위주로 한 기름진 음식을 자주 접하게 되었다. 기름진 음식은 혈관을 막히게 하는 주된 요인으로 뇌경색을 불러올 수 있다.

여기서 중요한 점은 나이가 젊어도 흡연과 비만 요인에

속하는 사람이라면 뇌졸중에 걸릴 확률이 높아진다는 점이다. 그렇다면 나이가 든 사람이 흡연, 비만 요인에 속한다면 어떨까? 결론은 불보듯 뻔할 것이다.

가족력이 뇌졸중에 미치는 영향

얼마 전 한 프로그램에 노○○ 배우가 나왔다. 연기를 감칠맛 나게 잘하던 배우로 기억했는데 어느 순간 보이지 않았었다. 그녀는 50세가 넘어서면서 갱년기가 왔는데 동시에 관절을 비롯해 여러 질환 증상이 나타났다고 했다. 그중 하나로 갑자기 왼쪽 팔과 다리에 힘이 빠져서 병원에 갔더니 뇌졸중 전조 증상이라고 했다. 노○○ 배우의 외할머니는 뇌졸중을 앓으셨고 어머니도 뇌졸중 증세를 가지고 있다고 했다.

단언할 수는 없지만 가족 중에 뇌졸중을 앓은 사람이 있다면 자신에게도 뇌졸중이 발병할 확률이 있다. 연구에 따르면 1~2촌 내에 뇌졸중 가족력이 있다면, 그렇지 않은 사람보다 발병 가능성이 증가한다고 보았다. 단순히 뇌졸중 증상뿐만 아니라 고혈압, 당뇨, 고지혈증 등 만성 질환을 앓고 있는 사람이 있다면 뇌졸중 발병 가능성이 크며 재발률도 높아진다.

실제 필자에게 오는 30, 40대 환자들 중에 꽤 많은 비중이 부모가 뇌졸중 혹은 연관된 질환을 앓았던 경험이 있다. 하지만 뜻밖에 할머니나 할아버지의 뇌졸중 질환에 대해서는 알았어도 별다른 대응을 하지 않은 사람이 많았다. 분명 가족력은 뇌졸중에 영향을 미치는 요소로 스스로 선택할 수 없는 선천적 요인이긴 하지만, 이를 어떻게 받아들이느냐에 따라 충분히 예방할 수 있는 영역으로, 받아들일 수 있다.

부모의 윗세대까지 가족력을 확인 후 뇌졸중 가족력이 있다면 당장 자신의 환경을 바꿔야 한다. 뇌졸중을 유발할 수 있는 행동이나 습관들을 변화시켜 발병 위험 요소를 최대한 줄여야 한다. 만약 가족력을 제대로 알 수 없다면 가까운 병원을 방문하여 유전자 검사를 받아보는 것이 좋다. 유전자 검사는 혈액 채취 한 번으로 간편하게 받을 수 있으니 고려해 봐도 괜찮다. 뇌졸중으로 무슨 유전자 검사냐고 생각할지 모른다. 그러나 언제든 방비가 되어 있어야 한다. 왜냐하면 뇌졸중은 언제 어디서 우리에게 찾아올지 모르기 때문이다.

왜 남자가 더 뇌졸중에
많이 걸리나요?

통계상 뇌졸중은 여성 환자보다 남성 환자가 더 많다. 2017년 보건복지부 국민건강영양조사에 따르면 50대 이상 전체 인구의 1.8%가 뇌졸중을 진단받았는데, 그중 남성의 발병률이 여성에 비해 2배 정도 높은 것으로 나타났다. 이러한 원인으로 뇌졸중을 유발하는 대표 요인인 고혈압, 흡연, 과음 등을 들 수 있다. 현재까지는 여성보다 남성이 흡연과 음주의 양과 빈도가 더 많으면서 잦은 건 익히 알고 있는 사실이다. 고혈압의 경우, 65세 이상에서는 여성의 유병률이 남성보다 높은 편이지만 20세 이상 성인을 대상으로 한다면 남성의 유병률이 여성보다 더 높다는 연구 결과가 많다. 물론 고혈압, 당뇨, 흡연, 과음 등 고위험군 질환이 있는 사람들에게는 뇌졸중 발생 확률이 높기 때문에 성별은 큰 의미가 없을 지도 모른다.

남성이 여성보다 뇌졸중을 많이 겪는 이유로 유전자를 들기도 한다. 실제 남자아이들이 여자아이들보다 모든 연령대에서 뇌졸중이 발병할 위험이 크며 사망할 위험도 더욱 높다. 성인이 아닌 아이들에게 앞서 언급한 요인을 붙이기에는 무리가 있는 게 사실이다. 연구자들이 밝힌 유전자의 영향으로는 여성호르몬인 에스트로겐을 든다. 에스트로겐은 심장 질환을 예방하는 효과가 있다고 알려져 있는데 뇌졸중에도 일부 영향을 미친다는 것이다. 이 밖에도 남성의 경우, 뇌 손상이나 부상에 쉽게 노출되게 만드는 유전자가 있다는 의견도 존재한다.

그런데 한 가지 주의할 부분은 여성의 뇌졸중은 남성보다 발병률이 낮을 뿐 사망률은 더 높다는 것이다. 즉, 여성이 뇌졸중에 걸리면 남성보다 뇌졸중에 대응하는 게 더 취약하다고 우추해볼 수 있다. 실제로 뇌졸중으로 인해 사망하는 10명 중 6명은 여성이다. 미국심장협회(AHA)의 연구에 따르면 미국에서 뇌졸중은 여성 사망 원인의 3번째에 해당하며 2050년까지 여성 뇌졸중 사망률은 남성보다 30% 높아질 것으로 예상했다.

그러한 원인으로 시대적 변화에 따른 여성의 흡연, 음주의 증가와 더불어 운동부족, 스트레스 증가 등을 들 수 있다. 특히 시대의 변화에 따라 여성의 흡연과 음주는 지속해서 증가하고 있다. 2017년 기준 19~29세 성인 여성의 흡연율은 9.7%로 2015년 6.9%에 비해 2.8% 상승했으며, 이는 1998년 여성의 흡연량 조사를 시작으로 가장 높은 수준이다. 반면에 남성 흡연율은 지속해서 하락 중이다. 여성의 주간 평균 음주량도 고위험 음주 기준인 70g을 훌쩍 뛰어넘은 107.1g이다.

연구 결과에 따르면 40세 이하의 흡연 여성은 비흡연자보다 지주막하출혈 발생 위험이 2.6배 높으며 뇌경색은 4배 자주 발생한다. 특히 경구피임약을 복용하면서 흡연하면 위험도는 급격히 증가한다. 식약처는 35세 이상 흡연 여성들의 경구피임약 복용을 금지하는 내용의 허가변경 사항을 공지하기도 했다.

에스트로겐도 영향을 미친다고 볼 수 있다. 폐경기가 찾아오면서 여성호르몬인 에스트로겐의 분비가 감소되면 혈액 속에 콜레스테롤이 증가하여 동맥 경화, 심장 질환, 뇌졸중 등 혈관 질환의 위험이 증가하는 것이다. 폐경기를 겪는 여성은 고혈압이 오기 쉬운데 고혈압이 장기간 지속되면 혈관벽을 손상시켜 콜레스테롤 등이 쌓여 뇌경색을 일으키는 주원인이 되기도 한다. 높은 혈압으로 인해 혈관은 스트레스를 받게 되어 탄력성을 잃음으로써 약해진 혈관벽이 혈압을 견디지 못해 뇌출혈로 이어지게 되는 것이다.

여성의 임신도 뇌졸중에 영향을 미칠 수 있다. 임신은

뇌혈관이 갑자기 수축하는 가역적 뇌혈관 수축 증후군 (reversible cerebral vasoconstriction syndrome, RCVS)을 유발할 수 있다. 주요 증세로는 갑작스러운 두통으로, 성인 여성에게 흔하게 나타난다. 간혹 임신 20주 이후에 고혈압과 단백뇨가 발생하는 질환인 자간전증도 영향을 미칠 수 있다. 흔히 임신중독증으로 불린다. 경련, 발작 증세를 보일 수 있으나 주로 출산 후에는 별다른 문제없이 회복될 때가 많다. 하지만 자간전증을 경험한 여성은 그렇지 않은 여성보다 뇌졸중 발병률이 높다고 알려졌다. 혈관 내벽을 손상시키는 자간전증이 지속해서 혈관에 영향을 미칠 수 있기 때문이다.

여성이 뇌졸중에 더욱 신경을 써야 하는 이유는 치료 이후에도 존재한다. 일반적으로 여성이 남성보다 인지기능 저하, 우울증 등의 뇌졸중 후유증을 더 많이 경험한다. 보통 여성이 남성 배우자보다 오래 살 경우가 많은데, 이때는 자신을 간호할 사람도 없다. 대부분 요양시설로 들어가는 이유이기도 하다.

뇌졸중은 추울 때만 걸리나요?

일반적으로 뇌졸중은 추운 날씨에 주로 걸리는 것으로 알려졌다. 이로 인해 뇌졸중은 겨울철 가장 위험한 질환으로 손꼽힌다. 이를 증명하듯 가을, 겨울이 되면 뇌졸중이나 급성 심근경색 등 뇌혈관·심혈관 환자가 급증하며, 여름철 대비 뇌졸중 사망률이 30% 가량 높게 나타난다는 결과 보고가 있다.

뇌 근육이 활발히 움직이려면 혈액 공급을 받아야 한다. 그런데 기온이 낮은 겨울에는 표피 혈관의 수축으로 혈압이 올라가며 체내 혈액의 점성은 증가하여 마찰력이 커져 혈액 순환이 원활하게 이루어지지 않는다. 이로 인해 혈전이 만들어질 위험이 커지고 혈관이 막히거나 터지는 원인이 된다. 한겨울에 하수도관이 얼었다가 깨지듯이 터지는 것을 생각하면 이해하기 쉽다.

특히 평소에 고혈압, 협심증, 심근경색 등의 심혈관계 질환이 있는 사람들은 겨울철 외출을 할 때 더욱 신경을 써야 한다. 우선 해가 비추는 날씨에 외부 운동을 진행해야 한다. 일반적으로 우리 몸은 오전 10시 이후, 오후 4~6시 경에 심혈관 기능이 가장 좋다. 이때 운동한다면 우리 몸이 그나마 날씨에 조금 더 빠르게 적응할 수 있다. 그런데 운동을 새벽에만 하는 사람들이 있다. 새벽은 뇌가 몸을 깨우기 위해 아드레날린을 분비하는데, 이것이 혈압을 높이는 역할을 한다. 이 상태에서 찬 공기를 맞으면 혈압이 급상승하여 뇌졸중 및 심근경색 등의 문제를 유발할 확률이 높아진다. 만약에 새벽에 운동을 하거나 추운 날 외출을 한다면 장갑, 목도리, 모자 등을 준비하여 몸을 따뜻하게 보온하는 것을 권한다. 머리는 우리 몸에서 열이 가장 잘 빠져나가는 부분이기에 모자를 착용해 머리를 따뜻하게 하면 체온 상승에 도움을 줄 수 있다.

심혈관계 질환을 앓고 있는 사람들은 낮·밤의 일교차가 심한 초봄이나 이른 가을에 각별히 뇌졸중을 조심해야 한다. 보통 뇌졸중의 주 계절을 초가을부터 초봄까지로 보는 이유이다. 우리 몸은 갑작스러운 기온 변화에 적응하기 위해 노력하는데 적응하기 위해서는 일정 준비기간이 필요하다. 우리 몸이 갑자기 온도변화를 느끼면 교감신경이 흥분되고 혈압이 올라가며, 모세혈관이 수축되어 혈관계에 돌발 상황이 발생할 수 있다. 독일의 한 연구팀에 의하면 하루에 2~3도가 떨어지면 혈관 수축 및 혈압 상승으로 인해 뇌졸중 발생 확률이 11% 증가한다고 밝혔다.

그런데 뇌졸중은 단순히 추운 날씨에만 큰 영향을 미치지 않는다. 실제로 계절별로 발생률을 분석해보면 어느 계절에 상관없이 비슷한 비율로 뇌졸중이 발생함을 알 수 있다. 2015년 전남대학교병원에서 2010~2014년까지 뇌졸중 환자를 조사했다. 그 결과 일교차가 큰 늦가을 환절기인 10~11월에 1,873명, 날씨가 더운 7~8월에 1,822명, 평균 기온이 가장 낮은 12~1월에는 1,763명이 발병했다고 발표했다.

무더위는 뇌혈관에 직·간접적인 영향을 미친다. 여름철 과도한 바깥 활동에 의한 탈수현상이 피의 점성을 증가시켜 혈전 현상을 유도하여 동맥 경화로 이어질 수 있다. 뇌혈관이 좁아져 있는 노년층에게는 뇌졸중을 발생시킬 수 있는 요인으로 충분히 이어질 수 있다. 실제로 봄, 여름철 기온이 1도씩 상승할 때마다 뇌졸중 발생률은 2.1%씩 증가한다는 연구결과도 있으며, 필자에게도 여름철 뇌졸중 증상 환자가 끊임없이 오는 이유일 것이다.

이러한 계절별 뇌졸중 문제를 최소화하기 위해서 기상청에서는 〈뇌졸중 가능 지수〉를 제공한다. 출혈성 뇌졸중, 허혈성 뇌졸중, 기타 뇌졸중과 기상자료의 상관관계를 이용하여 최저기온, 일교차, 현지기압, 상대습도 4가지 기상조건에 따라서 뇌졸중의 발생이 증가하는 정도를 지수화한 것이다. 기상요소가 질환 발생에 미치는 영향력에 따라 상위 5%를 매우 높음, 5~25%를 높음, 25~60%는 보통, 60~100%를 낮음으로 구분하였다. 뇌졸중 가능 지수가 매우 높을 시 꾸준하게 혈압, 혈당, 콜레스테롤 수치를 측정하고 확인해야 하며 급격한 날씨 변화에 노출되지 않도록 외출 및 환기에 주의해야 한다. 반대로 낮을 시 평소 건강 관리에 유의하여 음식 섭취를 조절하고 가벼운 운동을 하도록 설명되어 있다.

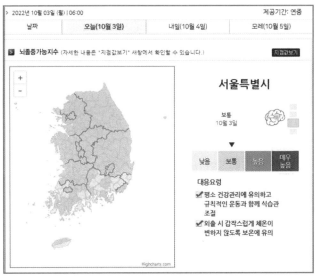

기상청 날씨누리 보건 기상 지수> 뇌졸중 가능 지수

뇌졸중 환자는 성생활이 가능한가요?

필자에게 방문하는 뇌졸중 증상나 혹은 보호자들은 나이대와 상관없이 종종 성생활에 관한 질문을 한다. 일반적으로 뇌졸중이 아니더라도 몸에 나타나는 일련의 장애가 성생활에도 일정 부분 영향을 미친다고 생각하기 때문일 것이다. 실제로 뇌졸중은 보행, 의사소통 능력, 생각하고 판단하는 일 등 일상에 장애를 불러옴과 동시에 환자 자신에 대한 자신감 혹은 더 나아가 자아에도 상당한 영향을 미친다. 그리고 안타깝게도 대부분 부정적인 방향에 가깝다. 이러한 이유로 뇌졸중 환자들은 성생활뿐만 아니라 일상생활 전체에 소극적인 자세를 보이는 경우가 많다.

삶에 대한 소극적 태도는 부부간의 관계에도 영향을 미치게 된다. 뇌졸중 때문에 부부간의 성생활을 포기하는 사람도 많다. 국내의 한 연구에 따르면 월1회 이상 성관계를 하는 경우가 뇌졸중 발병 전 86%에서 발병 후 12%로 감소했다. 성생활 만족도 또한 성관계 횟수만큼이나 감소했다. 성생활을 거부하는 이유로 재발에 대한 두려움, 아픈 사람을 괴롭히는 것 같아서, 성적 매력의 감소 등을 들었다.

확언하건데, 뇌졸중 환자도 건강한 성생활을 즐길 수 있다. 오히려 성은 일상생활의 일부이자 관심 영역이므로 뇌졸중 발병 후에도 성생활을 할 수 있도록 적극적으로 개입할 필요가 있다. 어릴 때부터 뇌졸중을 경험하여 성 경험이 없는 경우가 아니라면 대부분 성이 일상의 한 부분일 확률이 높다. 누군가는 성생활의 기쁨을 삶의 가치 중 아주 중요한 부분으로 여길 수도 있다. 뇌졸중이란 이유만으로 일상의 중요한 한 부분을 억제시키는 것은 자신의 삶뿐만 아니라 부부관계에도 부정적인 영향을 미치게 된다.

대다수의 뇌졸중 환자들이 성관계를 할 경우 무리한 심박동으로 인해 발생할 후유증의 가능성을 두려워한다. 하지만 성관계로 인해 뇌졸중이 재발한다는 연구는 현재까지 국내에서 밝혀진 바가 없다. 오히려 근거 없는 소문들이 많은 게 문제라면 문제라고 볼 수 있다. 다만 평상시에 고혈압이나 심장 질환을 앓고 있다면 성관계를 할 시 일정 부분 주의할 필요는 있다. 심장 박동이 급해지면 일시적인 혈압 상승에도 영향을 미칠 수 있기 때문이다.

뇌졸중 발병 이후 성생활의 시작은 딱히 정해진 때가 없다. 본인이 편안하고 안정이 되었다고 느끼거나 주치의와 상의 후 주치의가 괜찮다고 하면 된다. 대체로 발병 후 3개월이 지나면 환자는 안정기로 접어들게 되며 6개월이 지난 이후에는 완전히 안정된 상태로 볼 수 있다. 스스로 특별한 문제가 없다고 판단된다면 뇌졸중 발병 전 수준의 성관계를 시작해도 된다.

 뇌졸중 이후 성관계를 진행할 때 몇 가지 주의는 필요하다. 먼저 성관계를 할 때 심장이나 혈압에 부담을 주는 조건을 피하는 게 좋다. 낯선 환경에서 익숙하지 않은 상대와 관계를 맺거나 과음·과식 후에 성관계는 그다지 권하지 않는다. 피곤함이 덜한 아침에 성관계를 맺는다면 몸에 크게 무리가 가지 않으면서 안전한 성생활을 할 수 있다. 만약 성적 절정기 후 5분 이상 맥박·호흡이 지속적으로 상승하거나 가슴이 뻐근하고 답답한 협심증 증상이 있을 때는 차후 검진을 받아볼 필요가 있다.

 남성의 경우 발기부전이 발생할 수도 있다. 만약 발기부전을 겪는다면 뇌졸중의 의학적 증상이 발기부전에 어떠한 영향을 미친다고 정확하게 판단하기 힘들다. 일반적으로 자신감·자존감 저하 등 심리적인 영향으로 판단하며 수면제, 고혈압약, 우울증약 등도 성기능을 저하시킬 수 있다. 특히 노년기 남성은 테스토스테론이 감소해 발기 기능의 어려움, 사정량 감소, 성관계 지속시간 감소 등의 여러 문제가 복합적으로 연관되어 발생할 수 있다. 스스로 해결되지 않는다면 발기부전에 영향을 덜 끼치는 뇌졸중 약을 복용하거나 적절한 발기부전 치료제를 복용하여 정서적 안정을 가질 필요가 있다. 여성의 경우 경구용 피임약을 복용하면 뇌졸중의 위험도가 증가하는 것으로 나타나기에 주의할 필요가 있다.

가장 중요한 것은 배우자와의 대화이다. 뇌졸중이란 질환이 서로에게 부담이 될 수 있음을 인지하며 환자와 배우자 서로에게 충분한 적응기간을 주어야 한다. 마음을 열고 생각과 감정을 공유하는 대화를 시도함으로써 서로에게 한 발자국 더 다가갈 수 있다. 뇌졸중이 주는 육체적 고통보다 마음의 두려움을 극복해서 건강한 성생활을 할 수 있음을 늘 기억해야 한다.

한약은 뇌졸중에 도움이 되나요?

한의학에서 뇌졸중의 치료 방법은 여러 가지가 있는데 그중 핵심적인 치료가 한방 약물 처방학인 방제학(方劑學)에 토대를 둔 한방 약물 치료이다. 약물 치료는 주치의가 환자의 상태를 진단 후 내리는 결과이므로 주치의를 믿고 약을 꾸준하게 잘 복용하는 게 중요하다. 일반적으로 뇌졸중 한약 처방의 경우, 한의학에서의 치료 역사가 매우 오래되고 깊다. 기원전 황제내경 시대 때부터 5천여 년의 뇌의학과 뇌졸중 치료 역사를 가지고 있는 한의학에서 이

법방약(理法方藥), 군신좌사(君臣佐使)의 정교한 방제학 원리에 의해 처방되는 전문적인 처방인 한방 약물 치료(한약[韓藥], 한의학 전문한의사의 진단과 처방에 의한 전문한의약품)는 뇌졸중을 치료하는데 있어서 오랜 세월에 걸쳐 사람의 몸을 통해 임상 경과를 거친 매우 안전하고 근본적인 방법이라고 할 수 있다.

그런데 사람들은 종종 이런 전문적인 처방인 한약(韓藥)을 단순한 일반 한약재◆및 민간약초와 구분하지 못하는

◆ 한약재에는 규격 한약재와 일반 한약재가 있는데, 규격 한약재는 한의원, 한방병원처럼 공식 한방의료기관에만 독점 공급되며 규격 한약재 인증을 받으려면 인허가가 난 한방제약회사를 통해서 유효성, 안전성, 안정성 등 의약품으로 갖추어야할 모든 요건을 갖춘 것이 증빙되어 식약처에서 진행하는 까다로운 인증 절차를 통과해야 하며, 일반 한약재는 그렇지 못한 경우이다. 대부분의 의료기관에서 걱정하는 부분도 이 일반 한약재의 부분이다. "규격 한약재와 일반 한약재를 구분하지 못한 채 이 둘을 모두 한약이라고 표현하면서 한약은 간에 나쁘다."라는 근거 없는 이야기를 하는 경우가 있는데 "규격 한약재는 안전하지만, 이 조차도 한방의료기관의 진료를 통해 전문적으로 처방된 경우인 처방된 한약의 형태로 복용해야 하고, 일반 한약재는 출처가 불분명하거나 식약처 인증 등의 절차를 거치지 않은 경우에는 간에 나쁠 수 있다. 따라서 한약을 복용할 때는 반드시 한방의료기관으로 가서 정확한 진료를 받은 후에 전문적인 처방을 받은 한방약물처방(한약)의 형태로 복용해야 한다."라고 정확하게 이야기를 하는 것이 중요하다.

경우가 많다. 또한 한약을 대부분 몸을 보(補)하는 역할만 하는 것으로 잘못 알고 있는데, 보법(補法)은 한의학의 치료8법(한[汗]·토[吐]·하[下]·화[和]·온[溫]·청[淸]·소[消]·보[補]) 중의 하나일 뿐이다.

필자에게 방문하는 환자들이 종종 "한약을 복용하면 뇌졸중 치료가 되나요?"라고 묻는 이유도 마찬가지 맥락에 서일 것이다. 경희대학교 한의과대학에서 방제학 1호로 석·박사과정에 입학한 후 방제학 1호 한의학 석·박사학위를 취득한 방제학 전문가인 필자의 관점에서 보면 5천년의 긴 역사를 통해 발달해 온 한방 약물 처방의 원리는 매우 정교하고 과학적이며 체계적이고 다분히 근거(증거) 중심이다.

특히 치매, 파킨슨병, 뇌졸중과 같은 단일 질환이라기보다는 복합증후군에 가까운 3대 신경 퇴행성 뇌질환의 경우 한방 약물 처방이 더 큰 위력을 발휘할 수 있다.

오래전부터 내려온 관습인 양 몸에 좋다고 알려진 민간약초를 구해서 마치 신비한 약인 것처럼 끓여 마시면서 다른 사람들에게 권하는 사람이 많다. 물론 약초의 힘에 의해서, 약을 달이는 사람의 정성에 의해서 약초물이 뇌졸중 환자에게 일부 도움이 되는 경우도 있을 수 있다. 그러나 엄연히 말하면 민간요법에 쓰이는 약초물은 한약도 심지어 한약재의 범주에도 들어가지 못한다. 이를 이해하기 위해서는 한의학에서 말하는 한약과 한약재의 개념을 간단히 짚고 넘어갈 필요가 있다.

한약재(韓藥材)란 눈으로 보이는 생약 또는 천연물을 말하며, 한약(韓藥)은 단순한 한약재의 나열이 아닌 한의학을 심도 있게 전공한 한의사가 이(理), 법(法), 방(方), 약(藥), 군(君), 신(臣), 좌(佐), 사(使)의 방제학 이론을 토대로 내려진 전문적인 처방 그 자체를 말한다. 이를 한의학 용어로 방제(方劑)라고 말한다.

예를 들어 가감보중익기탕(加減補中益氣湯), 가감십전대보탕(加減十全大補湯)을 들 수 있다. 한약도 약이므로 독성이 있고 부작용이 생길수 있다. 하지만 개별 약물을 독립적으로 사용하기보다는 수십 가지 이상에 달하는 약물의 종류와 양을 적절하게 조합·조절하고 각 약물을 특수 가공하여 사용함으로써 부작용 및 독성을 최소화하고 효과를 극대화하는 것이 방제이며, 그 결과가 한약이다. 즉, '한약재=생약=천연물≠한약' 이다.

한방의료기관에서 처방되는 한약재는 식약처(식품의약품안전처)로부터 의약품의 기본 요건이 되는 안정성, 유효성, 안전성 등의 검사와 독성 검사를 철저하게 마친, 정부에서 철저하게 관리하는 규격 한약재(규격 한약재는 한방의료기관으로만 독점 공급되며 일반인들이 개인적으로 구입할 수 없음)만을 일컫는다. 전국의 모든 한방의료기관에는 100% 규격 한약재만 사용하도록 되어 있으므로 안심하고 한약을 접할 수 있다.

그런데 부자, 천오, 초오 등의 일부 맹독성 약재는 규격 한약재라 하더라도 한의사의 진단을 거치지 않고 복용하면 독소로 작용할 수 있다. 즉, 과학적으로 검증되지 않은 민간요법은 아주 위험하다. 정말 누구나 아는 약초를 달이는 게 아니라면, 누군가의 입에서 '저기 옆집의 할머니가 이 약초를 달여서 먹었더니 금방 좋아졌다더라.'는 식의 이야기를 통해 전달 받은 약초로 이·법·방·약, 군·신·좌·사의 전문적인 지식 없이 달여 먹어서는 절대 안 된다. 실제로 한의학과 의학을 전공한 의료인들이 가장 염려하는 것이, 이처럼 의약품으로 승인되지 않은 출처가 불분명한 민간약초들이다. 그런데 분명히 알아두어야 하는 사실은 이런 민간약초들은 한방의료기관의 전문적인 진료를 거친 처방인 한약도 아니고 독성 검사를 통과한 안전한 형태의 규격 한약재도 아니며, 심지어 약령시장 등에서 판매하는 독성 검사를 거치지 않은 의약품이 아닌 일반 한약재도 아니다. 시중에서 좋은 약초라 알려졌더라도 출처가 분명하지 않고 의약품으로 승인되지 않으면 완전히 믿고 먹을 수 없다. 심지어 그에 따른 문제가 발생하면 사후 처리도 쉽지 않다. 그렇기에 한약을 복용할 때는 한방의료기관에 내원하여 정확한 진찰을 거친 후 복용해야 한다.

뇌졸중 치료를 위해 처방되는 한약은 뇌졸중의 발생과 진행과정에서 주요 원인으로 작용하는 화(火), 담(痰), 허(虛)를 제거하거나 조절하기 위해 사용한다. 환자마다 주된 원인이 다를 수 있으며 여러 가지 복합적인 요인이 더해지기에 환자마다 병의 진행 정도에 따라 한약이 다르게 처방된다. 또한 환자의 체질도 고려해야 한다. 일반적으로 화는 태양인과 소양인(화열)에, 담은 태음인에, 허는 소음인에 많이 나타난다.

미국에서 발간되는 국제학술지를 비롯한 국내외의 다양한 연구에 따르면 한약은 뇌혈류 개선작용, 뇌세포 보호작용, 뇌부종 개선작용, 진정작용, 혈압 강하작용 등 뇌졸중으로 인한 뇌손상의 회복을 위한 중요한 역할을 한다고 알려졌다. 일부 연구에 따르면 서양의학적 치료만을 받아온 뇌졸중 환자가 한약을 접했을 때 더 나은 회복 속도를 보였다고도 했다.

한약을 복용해야 하는 정해진 기간이 일률적으로 있는 것은 아니며 뇌졸중 환자의 상태에 따라 그 기간은 달라질 수 있다. 뇌졸중 발병 후 1~3년 동안은 후유증 치료 및 재발 방지 등 집중적으로 관리해야 하는 만큼, 이 기간에는 꼭 필수적인 약물 치료는 해야 하며 뇌졸중의 회복에 도움이 되는 생활습관 관리를 철저하게 해야 한다. 그 이후에는 스스로의 회복 속도에 따라 약물 치료 등 치료 계획과 주기적 관리 검진 등 뇌졸중의 평생관리계획을 주치의와 세밀하게 세워서 평생 관리를 해 나가야 한다. 또한 치료 목적의 한약 복용을 중단해야 하는 경우에는 임의로 또는 갑자기 중단하기보다는 반드시 주치의와의 진료 상담을 통해서 서서히 복용횟수를 줄여 나가다가 중단하는 것이 몸에 덜 부담이 될 수 있다. 가끔 한약을 장기간 섭취하면 간이 손상된다는 이야기를 하는 환자들이 있다. 그러나 여러 연구 결과 한방의료기관에서 한의학 전문한의사의 진단과 처방에 의한 규격한약재로 처방된 전문한의약품인 한약의 복용이 간 수치의 변화에 특별한 영향을 주지 않았음이 밝혀졌으며, 오히려 특정 처방들은 간 기능 회복에 도움을 주는 것으로 나타났다.

일부 환자들은 한약과 더불어 우황청심원 복용에 관해서 자주 묻는다. 우황청심원은 『동의보감』에도 기술되어 있을 만큼 뇌심혈관계 및 신경계 질환에 널리 사용하는 좋은 처방이다. 앞서 뇌졸중 전조 증상을 보인 환자에게 는 우황청심원을 섭취를 권하지 않았다. 잘못 삼키면 문제가 될 수 있기 때문이다. 그런데 뇌졸중 치료의 측면에서는 적절하게 처방되는 것이 도움이 된다. 실제로 우황청심원은 뇌혈류 개선작용과 보호 작용에 큰 역할을 한다고 여러 연구에서 밝혀졌다. 특히 복용 후 1시간 이내에 뇌혈류를 빠르게 개선하여 뇌졸중의 진행을 억제하는데 도움이 된다. 다만 뇌졸중 초기에는 삼키는 기능이 저하될 가능성이 크므로 씹어서 삼키는 것보다 용액(액체의 형태)으로 복용하는 것을 추천한다. 우황청심원의 처방을 비롯한 뇌졸중의 근본적인 치료는 시간과 노력이 들더라도 한방의료기관의 진단과 처방을 거친 환자 맞춤형 체질 처방으로 가능하다.

흔히들 우황청심원이 중풍에 만병통치약인 것으로 인식하지만, 결코 만병통치약이 아니다. 한의학적으로 우황청심원은 중풍의 허증(虛證)·한증(寒證)에 쓰는 처방이다. 그 이유는 처방에 포함된 약물들의 약성(藥性, 약의 성질)이

온성(溫性, 따뜻한 성질)을 가진 것이 대부분이기 때문이다. 우황청심원을 복용해야 하는 경우는 기혈(氣血)의 부족으로 혈관 내의 혈액 순환이 안 되어 어혈(瘀血, 혈액 순환을 방해하는 피 찌꺼기)이 오래 정체되어 열(熱)로 바뀌고 열담(熱痰, 열이 동반된 끈적끈적한 가래와 같은 병리적인 물질)이 형성돼서 혈관을 막는 경우에만 해당된다.

양방에서는 우선 CT, MRI 등의 촬영을 거쳐 뇌혈관이 막혔는지 혹은 터졌는지의 기질적(organic) 변화를 살펴보고 병명을 결정하여 치료하게 되며, 한방에서는 환자에게서 나타나는 한열허실(寒熱虛實)의 증상(證)을 우선적으로 발견하여 적합한 약물 치료 또는 침구 치료 등을 실시하게 된다. 한방과 양방의 경계가 없어지는 요즘, 필자의 경우에도 뇌경색(뇌혈관이 막히는 경우) 또는 뇌출혈(뇌혈관이 터지는 경우)을 구분하여 중풍의 처방을 내린다.

흔히 말하는 중풍으로 인해서 환자가 갑자기 쓰러지면 한방·양방병원을 구분하지 말고, 곧바로 119에 연락해서 발병 후 적어도 2시간 이내에 응급시설이 잘 갖추어진 응급실로 옮기는 것이 급선무다. 뇌출혈의 경우는 물론이고, 뇌경색의 경우도 늦어도 3시간 이내에 혈전(血栓, thrombus, 혈관을 막고 있는 핏덩어리로 흔히 '피떡'이라고 한다)을 녹여야만 치료가 가능하기 때문이다. 뇌졸중의 예후는 발작 후 3시간 이내에 어떻게 적절한 치료를 받았는가에 달려 있다. 따라서 이 단계에서는 한방이냐, 양방이냐를 구분할 필요가 없다. 한방 치료를 받을 건지, 양방 치료를 받을 건지는 그 이후에 결정할 문제이다. 곧 "Time is Brain(시간이 뇌)"으로 시간을 놓치면 인체에서 가장 중요한 뇌를 잃고 마는 것이다.

따라서 우황청심원은 중풍의 허증(虛證)·한증(寒證)에 쓰는 처방이고, 열증(熱證)·실증(實證)에는 적합하지 못하기 때문에, 이것만 믿고 있다가는 큰일을 앉아서 만드는 꼴이 된다.

우황청심원을 서양의학적으로 설명하자면, 뇌경색(혈전으로 인해 뇌혈관이 막히는 것)으로 오는 중풍에 쓰는 처방일 수는 있으나, 고혈압·뇌출혈로 인한 중풍에는 결코 적합하지 못하다는 말로 풀이할 수 있다.

아스피린은 믿고 먹어도 되나요?

많은 뇌졸중 환자들이 한약과 함께 복용하고 있는 약이 있다. 바로 아스피린이다. 아스피린은 일상에서 두통이 발생할 때 가장 먼저 찾는 두통약 중 하나인 만큼 대중에게 익숙한 이름이다. 워낙 많이 판매되다 보니 일반의약품 수입에서 늘 상위권을 차지한다.

현재 개발된 신약 대부분이 천연물, 곧 생약에서 유효성분이 추출되어 만들어진 것이다. 양방에서 페니실린(penicillin)과 함께 '신이 내린 선물'에 비유될 만큼 엄청나게 중요한 약재로 쓰이는 아스피린(Aspirin)도 사실은 '버드나무의 껍질'에서 추출한 살리실산을 화학적으로 처리하여 합성한 아세틸살리실산이 주성분이다.

아스피린은 염증, 발열, 통증을 발생시키는 프로스타글란딘의 생성에 관여하는 효소인 사이클로옥시게나제-1과 2를 억제하여 해열과 진통에 효과적이다. 또한 사이클로옥시게나제는 혈소판의 응집을 촉진하는 트롬복산(thromboxane) A2의 생성에도 작용하기 때문에 아스피린은 이 사이클로옥시게나제를 억제하여 결과적으로 혈전의 생성도 억제한다.

현재 전 세계적으로 연간 약 5만 톤, 즉 약 580억 개가 소비되고 있는 진통제의 대명사라 불리우는 아스피린은 인체 내에서 염증을 일으키는 '프로스타글란딘'과 혈소판의 응집을 유발하는 '트롬보센'이라는 물질이 생성되는 것을 억제하여 항염증, 해열, 진통, 혈소판 응집 등을 억제하는 효과가 있다. 아스피린은 통증 및 고열을 억제시키는 소염진통제로 널리 사용될 뿐만 아니라 혈소판의 응집을 억제하여 혈액 순환을 개선시켜 주기 때문에 심장마비와 같은 심혈관 질환의 예방제로도 사용되고 있다.

한방에서도 버드나무 껍질은 유백피(柳白皮)라 불리며, 이미 오래 전부터 해열, 진통에 사용해 왔다. 성미(性味)는 고한(苦寒, 쓰고 차다)하여 습열(濕熱)과 부종, 통증을 없애는 작용이 있다는 기록이 있다.

아스피린의 효과는 심혈관계 질환 및 뇌경색 예방에 도움이 된다고 알려졌다. 이를 증명하는 연구는 꽤 많다. 예를 들어 한 연구에 따르면 아스피린을 복용하면 뇌경색의 크기를 감소시킬 수 있다고 했다. 평소 적절한 양의 아스피린을 꾸준하게 복용해온 사람은 뇌경색이 생기더라도 아스피린을 복용하지 않았던 사람에 비해 뇌경색의 크기가 작았다는 의미이다. 또한 뇌졸중 발생 위험을 19% 감소시키고, 심근경색의 발생 위험을 약 50% 정도로 감소시킬 뿐 아니라 뇌졸중을 겪은 사람이 아스피린을 제대로 복용하면 뇌졸중이 재발하거나 재발 후 사망하는 확률을 4분의 3 정도로 낮출 수 있다는 연구 결과도 있다.

이처럼 좋은 아스피린의 효과 덕분에 담당 주치의에게 별다른 말도 하지 않고 복용하는 사람이 꽤 있다. 필자에게 방문한 한 환자는 필자에게 치료를 받고 있으면서도 별다른 말 없이 무려 3개월 동안 아스피린을 복용하기도 했다. 그런데 대부분의 의사들은 이처럼 효과가 좋아 보이는 아스피린을 뇌졸중과 관련한 환자 모두에게 권장하진 않는다. 그중에서 소화성 궤양 환자, 천식이 있는 환자, 혈우병 환자, 심장 기능 부전 환자 등에게는 아스피린 투여를 아예 배제한다. 특히 매일 세 잔 이상의 술을 정기적으로 마시는 사람은 아스피린 복용 시 위장출혈이 유발될 수 있으므로 주의해야 한다.

아스피린은 출혈이란 심각한 부작용을 가지고 있다. 이 부작용은 나이가 들수록 증가한다. 2019년 의학학술지 자마(JAMA)에 실린 아스피린 연구 관련 결과에 따르면 건강한 사람이 아스피린을 복용하면 심혈관 질환의 예방 효과가 11% 높았지만, 심각한 출혈의 발생률도 1.43배로 높았다. 건강한 사람이 아스피린을 복용하는 것은 득보다 실이 많다는 이야기이다. 즉, 아스피린의 이점은 조금 있었지만, 위험 요인은 뚜렷하게 나타나는 것이다. 또한 아스피린을 과다복용하면 두통을 유발할 수 있으며, 천식, 호흡 곤란, 위장 질환 등의 부작용을 유발할 수도 있다.

최근에는 미국 질병예방특별위원회(U.S. Preventive Sevice Task Force, USPSTF)가 '심혈관 질환 예방을 위한 아스피린 사용' 권고안 초안을 발표했다. 60세 이상 고령자이고 심장병 과거력이 없는 경우, 아스피린을 매일 복용할 것을 권고하지 않는 내용이 담겨 있다. 이에 해당하는 사람이 아스피린을 복용하면 내출혈 발생 위험이 있다고 보았다. 즉, 아스피린 복용에 따른 이득보다 부작용이 더 크다고 판단한 것이다. 단, 이전에 질환을 겪어서 복용하는 사람들은 60세 이상이더라도 주치의의 권고에 따라 계속 아스피린을 복용할 수 있다. 40~59세는 주치의와 복용 여부를 상의하도록 권고했다. 불과 5년 전만 해도 50대와 60대 성인에게 최소 10년간 저용량 아스피린 섭취를 권고한 것에 반하는 결과이다. 이 지침이 최종적으로 채택되지는 않았지만, 채택된다면 아스피린의 신화가 무너지는 계기가 될 수도 있다.

그러나 이러한 연구에 반하는 연구도 계속해서 나오고 있다. 또한 많은 전문가는 초기 예방이 아닌 재발 방지를 위해서는 아스피린 복용은 이어져야 한다고 주장한다. 미니 뇌졸중으로 불리는 일과성 뇌허혈 발작 또는 허혈성 뇌졸중 수술 경험이 있다면 혈관이 다시 막히는 것을 방지하기 위해 저용량 아스피린과 같은 항혈전제를 계속 복용하는 게 혈전 생성 억제를 통해 뇌졸중의 재발을 막을 수 있다는 것이다. 다만 앞선 언급했던 소화성 궤양, 천식이 있는 환자를 비롯해 고혈압, 고콜레스테롤혈증, 비만 등의 뇌졸중 고위험인자가 있다면 복용 여부를 주치의와 꼭 상의해야 한다.

한 가지 참고해야 할 것은 많은 사람이 아스피린과 타이레놀을 잘 구분하지 못한다는 사실이다. 아스피린은 염증을 없애는 소염 작용이 있지만, 타이레놀은 소염 작용이 없는 해열 진통제이다. 단순 두통을 해결하기 위해서는 타이레놀도 상관없지만 혈전 생성 억제와는 별다른 상관관계를 가지지 않는다.

아스피린이든 타이레놀이든 종류와 상관없이 중요한 것은 약이 모든 뇌졸중 환자에게 도움이 된다고 믿어서는 안 된다는 것이다. 모든 현상과 사물에는 양면이 존재한다는 점을 늘 유념해야 한다.

손발이 저리면 뇌졸중 전조인가요?

교통사고와 같은 갑작스러운 사고가 아니라면 뇌졸중은 사전에 일정한 경고 증상들을 보일 때가 있다. 이를 한의학에서는 중풍전조증(中風前兆證)이라고 부르고, 통상적으로는 뇌졸중 전조 증상이라 부른다. 대표적인 뇌졸중 전조 증상으로는 머리를 망치로 얻어맞은 듯한 극심한 두통과 어지러움증이 있으며, 말이 어눌해진다. 걸을 때 몸이 한쪽으로 쏠리며, 인지 장애가 발생한다. 그리고 손발이 마비되거나 저리면서 힘이 없어진다. 이 중에서 필자에게 가장 많이 방문하는 증상으로 극심한 두통과 더불어 손발 저림을 들 수 있다.

무릎을 꿇고 오래 앉아 있거나 팔베개를 하고 오래 누워 있으면 손과 발에 쥐가 나듯이 저린다. 이는 팔다리의 신경이나 혈관 또는 근육이 오랫동안 눌려 피가 통하지 못해 발생한 혈액 순환의 문제로 볼 수 있다. 이러한 증상은 일정 시간이 지나면 대부분 괜찮아진다. 그런데 별다른 이유 없이 손과 발이 저리면서 일정 시간이 지나도 증상이 회복되지 않을 때가 있다. 이 또한 혈액 순환의 측면으로 볼 수 있지만 많은 사람이 뇌졸중의 전조 증상으로 지레 겁먹기도 한다. 분명한 것은 손발이 저리다고 해서 모두 뇌졸중 전조 증상으로 볼 수는 없다는 점이다.

손발저림이라는 일반적인 증상도 사람마다 원인이 매우 다양하다. 의학적으로 갑작스러운 손발 저림은 뇌졸중 전조 증상 말고도 크게 몇 가지 이유를 들 수 있다. 외과적으로는 경추(목등뼈)나 요추(허리뼈)에 있는, 흔히 말하는 디스크인 추간판 탈출증이 있는 경우에 주로 생길 수 있다.

내과적으로는 혈관 장애, 알코올성 신경증, 위장 활동 비활성화, 다발성 말초신경병증 등이 있다. 또한 갑작스러운 온도 변화 때문에 생기는 혈관염을 비롯해 심리적인 문제로도 증상이 발생한다. 뭔가 긴장된 상황이 되면 팔다리에 땀이 나거나 저리는 이유이다.

그중 가장 대표적으로 말초신경병증(Peripheral neutropathy)을 들 수 있다. 몸 전체에 전선줄처럼 퍼진 말초신경계가 선천적 혹은 후천적인 손상으로 인해 발생하는 질환으로 저림증을 비롯해 이상 감각, 감각 저하 등의 증상을 보인다. 말초신경이 동시다발적으로 손상되면 다발성 말초신경병증(Polyneutropathy)으로 심화되어 단순 저림 증상뿐만 아니라 일상생활이 어려울 정도로 통증이 심하며, 걷기나 젓가락질 등에서 불편함을 초래한다. 근육이 위축될 뿐만 아니라 마비까지도 올 수 있다. 말초신경병증은 당뇨, 요독증 등 전신 질환에 합병되는 경우도 많다.

최근에는 손목터널증후군도 자주 발생한다. 손목터널증후군의 특징이라면 세대를 가리지 않는다는 것이다. 손목터널증후군은 뼈, 관절, 인대, 근육 등의 주위 구조물에 의해 말초신경이 압박되어 발생하는 단발성 말초신경병증(Mononeutropathy)의 한 질환이다. 일반적으로 손 전체라기보다는 손 엄지, 검지, 중지 등 한쪽에 주로 저림이 발생한다. 컴퓨터 타자기를 주로 활용하는 직장인, 집안일을 주로 하는 사람, 게임을 주로 하는 아이들 모두 손목터널증후군의 대상이 될 수 있다. 필자에게 손발저림 증상으로 방문하는 환자들 중 젊은층 대부분이 이 증상에 포함되는 경우이다.

일반적으로 손발저림 현상은 서서히 증상이 생기거나 양측 손발이 동시에 저리는 경우가 많다. 또한 반복되는 운동이나 일을 많이 하면 생긴다. 이와 달리 뇌졸중, 특히 허혈성 뇌졸중인 뇌경색이 의심되는 손발저림은 일반적인 특징 몇 가지를 가지고 있다. 먼저 나이가 많은 분들에게 많이 발생하고, 비만·고혈압·동맥 경화·당뇨·고지혈증·흡연 등 뇌졸중의 고위험 인자를 동반하는 경우가 많다. 실제로 뇌졸중 고위험 인자를 오랫동안 갖고 있으면 신경 합병증이 발생하여 중년부터 손발저림이 잘 나타난다. 또한 한쪽 팔다리뿐만 아니라 얼굴의 한쪽을 중심으로 감각 이상이 느껴지거나 찌릿한 느낌이 갑자기 발생하여 5~10분간 지속될 경우는 뇌졸중의 전조 증상으로 볼 수 있다. 이 밖에도 극심한 두통, 어지럼증, 언어마비 등 뇌졸중의 전조 증상들이 동반될 수 있다. 『동의보감』에서는 '둘째와 셋째 손가락의 감각이 둔해져 마비가 오면 삼년 이내에 중풍이 될 징조'라고 설명되어 있다.

만약 뇌졸중이 의심되는 손발저림이라면 당황하지 말고 가까운 전문의료기관을 찾아 정확한 검진을 받아야 한다. 특히 추운 날씨에는 체온을 유지하기 위해 말초혈관벽이 수축하여 심장에 부담을 줌으로써 혈압이 올라가게 되며, 피의 점도가 증가해 혈전도 잘 만들어져서 뇌졸중이 상대적으로 오기 쉽다. 단순 혈액 순환의 문제라면 큰 문제는 아니지만, 미니 뇌졸중으로 불리는 일과성 뇌허혈 발작인 경우, 이러한 이상에 대한 처치 시간이 얼마나 신속한가의 여부가 차후 뇌졸중 증상의 회복 정도를 좌우한다. 그래서 미국에선 뇌졸중 등 뇌질환의 치료 효과를 높이기 위해 'Time is brain(시간이 뇌)'이라는 문구를 적극 홍보하고 있다. 혹여 증상에 놀라 손과 발을 따서 혈액을 강제로 순환시키려하거나 우황청심원과 같은 약을 한방의료기관의 진찰과 처방 없이 억지로 복용해서는 안 된다. 소독되지 않은 바늘은 감염을 불러올 수 있으며 상태를 더욱 악화시킬 수 있다.

만약 뇌졸중 전조 증상이 아닌 스트레스, 과로, 만성 피로 등에 의한 일시적 증상이라면, 그러한 문제를 유발하는 환경에서 잠시 벗어나는 게 필요하다. 동시에 심신의 휴식과 이완을 위해 요가, 명상, 산책 등의 활동을 하며 숙면을 취해주는 게 좋다. 그렇게 해도 증상이 나아지지 않고 지속되거나 심화된다면 전문의료기관에서 정확한 진단을 받고 전문적인 치료를 받을 필요가 있다.

손발저림이라는 일반적이고 공통된 증상이라도 사람마다 원인들은 매우 다양하다. 그렇기 때문에 증상의 심한 정도, 발생 부위, 동반 증상, 진행 경과 등을 잘 살핀 후 전문의료기관에서 정확한 검사를 받아야 한다. 단순 손발저림에 극심한 스트레스를 받는 것도 좋은 게 아니지만, 단순 손발저림으로 치부하여 때를 놓치는 문제(Time is brain, 시간이 뇌)가 발생하지 않도록 주의해야 한다.

뇌졸중은 우울증과 관련이 있나요?

뇌졸중은 뇌의 어느 부위가 손상되느냐에 따라서 나타나는 후유증이 다양하다. 증이 다양하게 나타난다. 일반적으로 편측 마비, 언어 장애, 의식 장애, 시각 장애 등 겉으로 보이는 신체적인 증상이 있지만, 겉으로 보이지 않는 심리적 증상도 존재한다. 실제로 뇌졸중 수술 후 재활 치료를 받는 사람 10명 중 7명가량은 무력감, 자책감 등을 호소한다. 또한 별 것 아닌 일에도 화를 내는 등 감정이 불안해지는 모습을 자주 보인다. 이러한 감정들은 부정적 감정에 가까워 별다른 치료 없이 그냥 놔둔다면 자연스럽게 우울증으로 이어질 수 있다. 우울증의 정도는 보통 사람들도 경험하는 정도의 수준부터 일상생활을 영위할 수 없을 만큼의 심각한 경우까지 다양하다.

이러한 후유증들의 원인을 뇌졸중으로 인해 생기는 증상들의 한 부분으로 볼 수 있다. 뇌의 기능이 손상되면 뇌속의 기분이나 감정을 제어하는 부분이 영향을 받아 우울 상태를 쉽게 만들거나 감정을 스스로 조절하지 못하는 상태가 된다. 우울하거나 별다른 감정이 폭발하는 상태가 아님에도 말에 감정을 제대로 담지 못하게 되어 감정에 문제가 있는 상태처럼 보이기도 한다. 또한 나이가 들거나 인지증*에 걸려 우울감에 빠지기도 한다.

그러나 단순한 의학적 증상으로 보기보다는 뇌졸중으

◆ 한자어 '치매'는 '어리석을 치(痴)'와 '어리석을 매(呆)'를 쓴 대단히 부정적인 단어이다. '디멘시아(Dementia)' 역시 뜻을 종합해 보면 '정신적 기능이 저하되는 질병'이라는 뜻이다. 이런 어감 때문에 대만에서는 지적 능력을 잃어버린다는 의미의 '실지증(失知症)'으로, 일본에서는 인지 능력에 병이 생긴다는 뜻의 '인지증(認知症)'으로 바꿔 부르고 있다.

로 인한 일상생활의 변화로 찾아온 스트레스를 더 큰 원인으로 볼 수 있다. 처음에는 단순 우울감일 확률이 높다. 뇌졸중이 아니더라도 수술에 가까운 치료를 받는 사람이라면 대부분 느끼는 일반적인 감정이다. 그런데 이런 경우는 우울감을 느끼는 상황이 개선될 여력이 보이지 않는다는 것이 문제이다. 신체적으로 부자연스러운 모습, 치료의 기간, 치료 후 사회 복귀에 대한 불안 등 여러 가지 기분 장애가 발생하고 심화되어 급속히 우울증으로 확대되어 버린다. 예상하지 못한 큰 질병 때문에 자신의 평범한 일상이 무너지는 순간은 직접 경험하지 않으면 그 감정을 알 수 없다. 아침에 눈을 떠서 화장실에 가는 그저 흔한 일상의 한 순간마저 다른 사람의 도움을 받게 되면 큰 충격으로 이어지게 된다. 자신으로 인해 주변 지인들에게 부담을 준다고 생각하면 더욱 힘들어진다. 그리고 이러한 감정이 지속될수록 상대의 행동이 부담스러울 뿐만 아니라 오히려 자신을 무시하고 경멸하는 것처럼 보이기도 한다. 실제로 이런 것들이 뇌졸중 환자들은 자신의 지인이

174

건 모르는 사람이건 상관없이 사람들이 자신을 무시하거나 비웃는 것 같이 느껴진다고 종종 말하는 이유이다.

사회적 고립을 불러오는 외로움이란 감정

이러한 생각들의 근원에는 외로움이란 감정이 존재한다. 평범한 일상과는 멀어짐으로 인해 사람과의 교류를 원만하게 할 수 없다고 판단한다. 사람에게 쉽게 다가가지 못하며 스스로 누군가의 짐이라 여기기도 한다. 시간이 흐를수록 원하던 원치 않던 스스로 사회라는 세상 속에서 고립되어 버린다. 증상이 심화될 경우 자신의 존재에 의문을 던지며 허무함을 느끼게 되고 더 나아가면 자살에 대해 진지하게 생각하기도 한다. 사회적 고립은 하루에 담배 15개비를 피우거나 술을 몇 병을 마시는 것만큼이나 몸과 마음에 부정적인 영향을 끼친다. 외로움은 사람을 병들게 하는데 뇌졸중 증상으로 인해 몸과 마음이 정상이지 않은 사람에게는 더욱 긴밀한 영향을 미칠 수밖에 없다.

외로움에 기반을 둔 사회적 고립은 뇌졸중 발병 이후뿐
만 아니라 이전에도 큰 영향을 미친다. 주변에 사람이 없
거나 인간관계가 불만족스러운 사람은 뇌졸중이나 심장
병 발병 확률이 높아진다. 외로움을 느끼는 것은 고혈압
과 스트레스의 다른 영향들과 긴밀한 관련이 있다. 영국
요크대학교 연구팀이 밝힌 연구 결과에 따르면 외로움이
비만과 고혈압만큼이나 건강을 해치는 위험인자라고 했
다. 외로움을 느끼는 사람은 뇌졸중과 심장 질환 발병 확
률이 정상인에 비해 각각 32%, 29%나 높게 나타났으며,
사회적으로 고립되었다고 느낀 사람의 조기 사망률은 정
상인보다 무려 50%나 높게 나왔다. 즉, 외로움은 뇌졸중
을 유발시킬 확률을 높이고 뇌졸중 이후의 우울증을 불러
오는 요인으로 볼 수 있다.

뇌졸중 후 찾아오는 우울증은 잘 관리할 필요가 있다.
우울증은 2개월 이내의 완쾌율이 80%에 이른다고 할 만
큼 예방과 초기 치료가 중요하다. 초기 치료를 놓치면 우

울증은 환자의 치료 의욕을 상실하게 만든다. 재활 치료는 단시간에 진행할 수 있는 부분이 아닌 장기적인 안목을 가지고 평생에 걸쳐 꾸준하게 접근해야 한다. 원활한 재활 치료를 위해서라도 정신적 안정은 필수로 볼 수 있다. 특히 뇌졸중 발병 후 3개월은 치료에서 가장 중요한 기간이다. 이 기간을 놓치면 회복에 한계가 발생할 수 있다는 점을 유의해야 한다. 외로움, 무기력, 우울감 등은 재활 치료 기간을 상대적으로 더 장기화시킬 수 있는 나쁜 요인이다.

우울증의 정도가 심각한 수준이 아닌 초기 단계에 해당한다면 대부분 약물 치료 없이 상담 치료로 충분히 호전될 수 있다. 동시에 가벼운 산책, 새로운 취미, 운동 등을 실행하면 우울감을 극복하는 효과를 더욱 크게 발휘할 수 있다.

그러나 적당한 때에 치료를 받지 못한다면 죽음에 대한 심각한 증세로까지 이어질 수 있다. 이때는 하루 빨리 주치의와 상담해야 하며, 부작용을 최소화시킨 항우울제를 투여할 수 있다. 일반적으로 항우울제를 투여하면 4주 이내에 증상이 일부 좋아지지만, 증상 조절 후에도 재발을 방지하기 위해서는 지속적인 투여가 필요한 측면도 존재한다. 그런데 국내의 한 연구에 따르면 남성은 여성보다 우울감 자체는 적은 대신 여성보다 약물 치료 효과는 미비한 것으로 밝혀졌다. 그러한 원인으론 여성의 우울감 증상이 대부분 정서적 원인에 기반을 두고 있기 때문이다. 즉, 성별에 따라서도 우울증의 증상과 약물 치료 반응의 차이가 존재한다는 것이다.

환자가 우울증을 극복하기 위해서는 스스로의 노력만큼이나 주변 사람들의 역할도 중요하다. 특히 가족들의 정성어린 관심과 응원이 필요하다. 무엇보다도 환자가 외롭지 않게 느끼도록 해주는 노력이 있어야 한다. 지속적인 격려와 지지로 외부활동과 인간관계의 구축을 유도한다면 우울증을 극복하는 데 큰 도움이 될 수 있다.

두통은 전부 뇌졸중 증상인가요?

　살면서 두통을 겪어보지 않은 사람은 많지 않을 것이다. 두통은 나이와 계절에 상관없이 발생하는 흔한 질환 중 하나이다. 통계로 보면 전체 인구의 약 80% 이상이 1년에 1회 이상 두통을 경험한다고 한다. 이처럼 흔한 질환이라서 그런지 두통 때문에 병원까지 발걸음을 내딛는 사람은 그다지 많지 않다. 건강보험심사평가원에 따르면 2019년에 두통으로 병원을 찾은 환자가 약 216만 명이라고 하지만, 실제 두통 환자는 그보다 훨씬 더 많을 것으로 추정된다. 왜냐하면 두통을 겪는 대부분의 사람들이 집에서 휴식을 취하거나 가까운 약국에서 두통약을 구매 후 섭취하기 때문이다. 실제 필자에게 오는 환자들 중에는 기존의 어떤 증상을 가진 상태에서 두통이 유발되면 합병증 개념으로 여겨 검사를 받으러 오지만 별다른 질환 없이 두통만 있어서 오는 사람은 거의 없다시피 하다. 대신 단순 두통일지라도 며칠 동안 이어지면 그제야 겁이 나서 방문하곤 한다.

두통을 방치하면 삶의 질이 저하될 뿐만 아니라 뇌졸중 전조증상의 적절한 치료 시기를 놓칠 수도 있다. 그런데 전문가가 아니라면 자신이 겪는 두통이 잠시 쉬면 괜찮을지 아니면 병원에 가야하는지를 알기란 어렵다. 그러한 이유는 두통을 일으키는 원인과 종류가 너무 다양하기 때문이다.

일반적으로 두통은 특정한 원인 없이 증상에 기초해 진단하는 일차성 두통과 특정 원인 질환에서 발생한 이차성 두통으로 구분한다. 일차성 두통은 정밀검사로도 특별한 원인을 쉽게 찾지 못하는데 대부분 긴장이나 스트레스와 관련이 깊다고 볼 수 있다. 긴장성 두통, 편두통, 군발두통 (群發頭痛, Cluster headache, 강렬한 아픔을 일으키는 두통 발작을 특징으로 하는 일차성[외적 원인이 아닌] 두통의 하나) 등이 포함된다. 일차성 두통은 일상에 불편함을 주지만 다행히도 뇌졸중이나 생명과는 직접적인 연관이 없다는 점이 특징이다.

긴장성 두통은 가장 흔한 두통이다. 원인은 명확하지 않으나 스트레스, 과로, 심리적 문제에 의한 것으로 추정된다. 일반적으로 낮 동안에 서서히 통증이 시작되어 시간이 지날수록 증상이 심해진다. 머리가 무겁고 조이는 것 같은 통증이 발생한다. 우리가 흔히 머리가 무겁다, 머리가 띵하다 등으로 말하는 두통으로 볼 수 있다. 긴장성 두통은 머리나 목 주변의 근육이 긴장으로 과도하게 수축해서 발생한다. 증상이 길어지면 뇌졸중 전조 증상으로 보기도 하지만 큰 병으로 발전하는 경우는 거의 없다.

편두통은 머리 한쪽에서 나타난다기보다는 아픈 부위가 이동하거나 머리 전체가 아픈 경우가 많다. 머리에서

맥박이 뛰는 것처럼 쿵쿵 울리듯 통증이 있고 속이 메스꺼운 위장 증상을 동반하는 특징이 있다. 의학적으로는 뇌혈관 일부에 경련과 수축이 발생하여 혈류가 나빠지거나 혈관이 과도하게 확장되어 편두통이 발생하는 것으로 본다. 대체적으로 남성보다 여성에게 주로 일어나며 나이가 들면 증상이 점차 사라지는 특징이 있다. 편두통은 통증이 오기 전에 일정한 전조 증상이 나타날 때가 많다. 시각적으로 밝은 빛이나 반짝이는 점이 나타나거나 별 같은 것이 보이기도 한다. 전조 증상이 30분 전후로 발생하고 두통이 이어져온다. 이후에는 구토, 소리 공포증, 어지럼증 등의 증상을 동반하는 경우도 있다. 이러한 증상이 최소 5회 이상 반복되면 편두통으로 진단하며 3개월 넘도록 지속하면 만성 편두통이라고 한다. 편두통은 환자 90% 정도에서 가족 중 환자가 있을 정도로 유전적 성향이 크다고 알려져 있으며 음주, 스트레스, 특정 음식물 등도 발작의 원인으로 본다.

군발두통은 일정 기간 반복적으로 통증이 발생하는 양

상을 보인다. 작게는 몇십 분에서 길게는 몇 시간 동안 하루 한 차례에서 여러 차례 발생하며 특정 계절이나 특정 달에 집중적으로 발생한다. 하루에 8번까지도 발생한다는 보고가 있다. 두통과 함께 얼굴 부위에 눈이 충혈되거나 눈물, 코막힘 등의 증상이 동반된다. 눈 안쪽이 타들어가는 것처럼 아프거나 송곳에 찔리는 것처럼 아픈 것으로 증상을 표현한다. 편두통과 달리 남성에게 주로 나타나는 특징이 있다. 정확하게 원인이 밝혀진 바가 없는 탓에 특별한 치료법도 없는 상태이다.

원인을 명확히 알 수 없는 일차성 두통과는 달리 이차성 두통은 원인이 대부분 드러난다. 뇌혈관 질환, 감염성 질환, 외상 후 출혈, 알코올, 약물, 치아 질환 등 특정 원인이 있는 경우가 있는데, 이때는 시중에 나오는 두통약만 먹는다고 해결하긴 어렵다. 전문기관을 찾아서 치료로 원인 인자들을 없애야 이차성 두통을 제거할 수 있다.

뇌혈관 질환으로 대표되는 두통의 증상과 관련이 깊은 것은 지주막하출혈과 뇌동맥박리이다. 지주막하출혈은 출혈성 뇌졸중 중의 하나로 갑자기 망치로 얻어맞은 것처럼 격렬한 통증이 발생하며 출혈량이 많으면 의식을 잃기도 한다. 일반적으로 본격적인 발작을 일으키기 전에 전조 현상으로 두통을 유발한다. 뇌동맥박리는 뇌동맥의 일부에 손상이 발생하여 그 부분이 돌출된 것이다. 뇌동맥박리는 90% 이상 두통이 동반된다고 알려졌으며, 마비를 비롯한 신경학적 이상 없이 두통만 나타나는 경우도 10% 내외로 존재한다. 심한 기침이 있으며 재채기할 때 두통이 동반된다. 어지럼증, 팔다리 마비, 균형 장애, 발음 이상 등 신경 이상 증상이 동반된다. 뇌동맥박리는 제때 치료를 하지 못하면 혈관이 심하게 좁아지거나 막힌 상태에서 치료를 해야 하기 때문에 치료 시기를 놓치면 후에 치료가 제대로 이루어진다고 해도 후유증이 심하게 남게 된다.

감염성 질환으로는 수막염, 헤르페스뇌염 등이 있다. 수막염은 수막의 최내층인 연막에 급성염증의 증세를 일으키는 것이며, 헤르페스뇌염은 헤르페스 바이러스과에 속하는 바이러스가 일으키는 질환을 의미한다. 감염성 질환은 대체적으로 두통 외에도 발열, 구토, 어지럼증 등의 증상을 유발한다. 감염으로 인해 생기는 두통은 머리 전체로 통증이 퍼지는 편인데, 고열을 동반하면 서둘러 전문기관에 방문해야 한다.

외상 후 출혈로 인한 두통은 눈길에 넘어지거나 교통사고로 인해 머리를 다친 직후 짧게는 몇 주에서 길게는 수개월이 지난 후에 발생한다. 단순 두통 중상뿐만 아니라 의식 장애, 경련, 마비 등의 증상이 같이 동반된다. 이는 혈종이 뇌 조직을 압박해 생긴 두통으로 급성 경막하 혈종이나 경막외 혈종 등이 해당한다. 외상 후 두통이 왔을 때 평소에 느껴지는 두통과는 다르게 느껴진다면 최대한 빨리 병원을 찾아 검진을 받아야 한다. 흔히 교통사고가 난 후 몇 주에서 몇 개월은 지켜봐야 한다고 말하는 이유 중 하나가 바로 이런 경우이다.

두통이 발생했다고 무조건 뇌졸중 전조 증상이라고 말하긴 어렵다. 왜냐하면 우리가 일상에서 겪는 두통은 뇌졸중과 관련 있는 이차성 두통보다는, 원인은 명확하지 않

두통, 편두통, 관자놀이 통증, 머리 통증					
턱관절 두통	부비동 두통	군발성 두통	긴장성 두통	편두통	경추성 두통
관자놀이 통증, 귀앞 통증	광대뼈, 이마, 눈 주변 통증	한쪽 눈, 한쪽 얼굴에 통증	머리 쥐어 짜는 통증, 목어깨 통증, 빛소리 민감	박동성 통증, 구역질, 인상씀, 신경질, 어지럼증, 이명증, 시력 저하	뒷목, 뒷통수, 관자놀이 통증

대부분 한쪽/양쪽 머리에 두통 발생(반대쪽으로 이동 가능)
현기증, 구토/구역질, 시력 저하, 이명증의 원인

지만 뇌졸중과는 일정 거리를 둔 일차성 두통이 더 많이 발생하기 때문이다. 오히려 '두통 = 뇌졸중 전조 증상'으로 각인한다면 일상에 더 많은 스트레스를 받을 수 있다.

그렇다고 해서 두통이 발생했을 때 아무렇지 않게 여겨서도 안 된다. 뇌졸중 환자 중에 뇌졸중 발생 당시 두통을 호소하는 경우가 20~30%나 된다는 점을 중요하게 받아들여야 한다. 두통이 뇌졸중의 대표 증상인 편측 마비, 언어 장애, 의식 장애처럼 뇌졸중만의 증상은 아니지만, 분명 뇌졸중의 여러 가지 증상 중 하나임을 잊어서는 안 된다. 특히 갑작스럽게 발생하거나 시간이 갈수록 심해지거나 약을 먹어도 낫지 않는 두통이라면 뇌졸중 전조 증상으로 의심해볼 필요가 있다. 바로 이런 점들이 우리가 두통에 적절한 주의를 둬야 하는 이유이다.

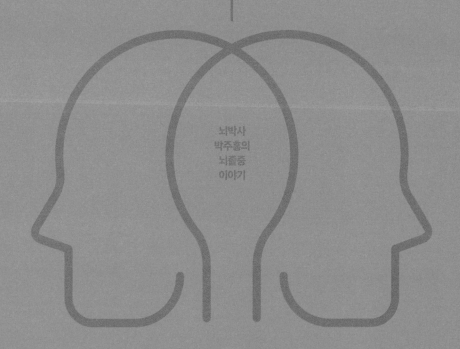

2막

뇌졸중을
예방하다

뇌박사
박주홍의
뇌졸중
이야기

P
A
R
T

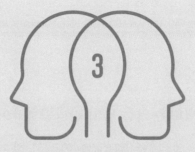

3

음식, 건강을
요리하다

올바른 식습관을 확립해야 한다

예로부터 식(食)은 약을 넘어 만병통치약이라고 불렀다. 한의학에서는 '의식동원(醫食同源)'이라고 하여 의약과 음식은 같은 뿌리라고 보았다. 음식만 잘 먹어도 뇌를 비롯한 온갖 질병을 예방하고 치료할 수 있다는 의미와 크게 다를 바 없다. 이를 반대로 말하면 올바르지 못한 식습관은 뇌졸중 등 뇌질환의 위험을 불러오는 중요한 요인 중 하나라는 의미이다.

이러한 이유로 사람들은 어떠한 질병을 예방하거나 혹

은 질병에 걸려 치료의 단계에 접어들면 식생활부터 바꾸려 노력한다. 자신의 기존 식생활이 질병과 관련해서 그다지 올바르지 않음을 잘 알고 있기 때문일 것이다. 그러나 이 마저도 쉽지 않다. 내부분 작심삼일에 그치고 만다. 질병을 예방하기 위해 뇌에 좋은 음식을 먹고 좋은 식습관을 가지려 해도 길지 않은 시간 내에 기존 식습관으로 돌아온다. 질병을 가지고 있어도 마찬가지다. 처음에는 별도의 시간을 들여가며 치료에 좋다는 음식을 찾아가며 섭취하려 한다. 그런데 누군가 옆에서 꾸준하게 관리해주지 않으면 멀지 않아 다시 원점으로 돌아오기 마련이다. 왜냐하면 단순히 며칠 동안 뇌에 좋은 음식을 먹는다고 해서 끝날 수 있는 과정이 아니기 때문이다.

　음식으로 뇌졸중을 예방하고 치료한다는 것은 꽤 긴 여정을 뜻한다. 뇌졸중이란 병은 만성적인 경과를 밟으므로 치료와 회복 과정에서 많이 지치게 되어 매너리즘에 빠지기 쉽다. 그렇기 때문에 무엇보다 어려운 여정으로 볼 수 있다. 육식을 즐기는 사람도 건강을 위해서 며칠 동안 채식을 하는 것은 마음만 먹는다면 그리 어렵지 않은 일이다. 그런데 며칠, 몇 달, 몇 년 단위로 가기란 쉽지 않다. 그 과정에서 채식의 매력을 발견할 수도 있지만, 그 전에 다시 육식을 찾을 확률이 높다. 흔히 살을 뺄 때 "평생 다이어트 한다."고 말한다. 어떻게 하면 살이 빠질 수 있는지, 수백 가지에 달하는 다이어트 방법을 알고 있음에도 평생 살이 안 빠지는 이유와 크게 다르지 않다. 게다가 질병이란 존재는 사람의 굳센 의지를 그 무엇보다 쉽게 무너뜨리는 힘을 가지고 있다.

작심삼일은 그나마 나은 편이다. 일단 해보기라도 했기 때문이다. 건강한 식습관이 필요함을 잘 알면서도 행동조차 하지 않는 사람도 많다. 아무리 좋은 약이라 해도 먹지 않으면 어떠한 변화도 생기지 않는다. 아무리 건강한 식습관이 질병을 예방하고 치료한다고 해도 마음대로 잘 안 되는 것과 같다. 단순히 의지박약으로 치부하기 어려운 경우도 있다. 오랜 시간 켜켜이 쌓인 식생활습관이 잠깐의 결심과 다짐으로 변화를 추구하기란 여간 녹록치 않은 게 사실이다.

그럼에도 우리는 뇌졸중의 회복과 예방을 위해서 건강한 식습관을 가지려 노력할 필요가 있다. 뇌졸중은 일단 발생하면 발병 이전의 상태로 되돌리는 것이 거의 불가능하기 때문에 회복과 예방을 위해서 평소 건강한 식생활습관이 매우 중요하다. 뇌졸중이란 거대한 질병을 식생활을 달리하는 것만으로도 어느 정도 회복하고 예방할 수 있다면 충분히 해볼 만한 도전이다. 만약에 뇌졸중 전조 증상을 겪은 사람이라면 더욱더 기존의 잘못된 식생활습관을 개선하려 노력해야 한다. 다른 사람의 문제가 아니다. 바로 우리 자신의 문제임을 인지해야 한다.

조금은 현실적으로 접근해보자. 뇌졸중 수술은 큰 수술로서 회당 1,000만 원 이상의 수술비가 발생하며, 그에 따른 부가 비용까지도 발생한다. 물론 보험으로 충분히 처리할 수 있다. 그런데 대부분의 보험은 최초 1회에 한해 수술비를 보장하는 게 대부분이다. 중요한 건 제대로 관리가 되지 않으면 뇌졸중은 언제든 재발할 수 있는 질환이라는 것이다. 스스로의 노력과 약간의 비용을 들여 수천만 원 이상의 비용을 아낄 수 있다면 꼭 해야만 하는 것이 아닐까?

올바른 식습관 확립을 위하여

필자가 환자에게 뇌졸중 처방을 내릴 때 약물 처방만을 내리진 않는다. 아마도 필자를 제외한 다른 의사들도 대부분 그럴 것이다. 왜냐하면 약물 처방은 차후에도 언제든지 이루어질 수 있기 때문이다. 처음부터 짚고 넘어가야 할 부분은 약물이 아닌 식습관, 생활습관, 운동습관이다. 약물만 처방해서 예방·치료하는 환자보다 식습관을 비롯해 기존의 일상을 탈바꿈하며 약물 치료를 하는 환자가 훨씬 좋은 경과를 보였다.

특히 한의학에서는 사상 체질에 맞는 식습관이 존재한다. 그 사람의 체질에 맞으며 영양소가 균형 잡힌 식습관이 몸에 배어 있어야만 뇌졸중을 이겨낼 수 있다. 이와 관런해서는 다음 장에서 조금 더 자세히 설명하겠다.

현대인에게 식습관은 아주 중요하다. 뇌졸중과는 크게 연관이 없다고 생각하는 젊은층도 마찬가지이다. 앞서 언급했듯 뇌졸중은 더 이상 나이가 든 사람만의 전유물이 아니다. 왜냐하면 서구문화가 스며들면서 식생활이 서구화 되었고, 흡연과 음주는 나이와 상관없이 뇌졸중을 불러일으키는 주된 요인이기 때문이다. 특히 식생활의 서구화는 콜레스테롤 수치를 증가시켰다. 콜레스테롤은 뇌졸중의 근원적 원인이 되는 어혈(혈전증)의 발생 빈도를 높이는 중요 요소이다. 운이 좋게도 뇌졸중을 피한다고 하더라도 기타 혈관 질환에 걸릴 위험도가 크다.

건강한 식생활을 추구한다는 것은 뇌의 노화를 늦춘다는 말과도 같으며, 뇌의 건강을 지킬 수 있다는 의미이기도 하다. 뇌졸중은 고위험 요인들에 큰 영향을 받지만 그것들은 대부분 조절이 가능한 요인들이다. 그러나 나이와 성별 등은 조절할 수 없는 요인이다. 그럼에도 나이는 최대한 늦출 수 있다. 이것은 시간을 거스른다는 말은 아니며, 적어도 뇌의 나이는 실제 나이보다 훨씬 어리게 만들 수 있고, 그 역할을 음식과 건강한 식습관이 책임진다는 의미이다. 식습관만 잘 관리해도 뇌의 노화는 최대한 뒤늦게 다가와 뇌졸중과 일정 거리를 둘 수 있게 된다.

올바른 식습관을 지키려면 먼저 식품에 대해서 잘 알아야 한다. 식품에는 영양소가 들어 있다. 그 영양소들은 우리의 마음(Mind)과 뇌(Brain) 그리고 몸(Body)의 건강을 책임져줄 요소들이다. 그런데 겉으로 비슷해 보이는 식품이라도 그 식품들에 들어있는 영양소는 다 다르다. 흔히 건강하다고 알려진 음식이라도 자신에게 안 맞는 경우가 있다. 또한 자신이 정보를 잘못 알고 있을 수도 있으며 정보 자체가 잘못 전파되고 있을 수도 있다.

예를 들어 A 식품에 지방이 많다고 했을 때 그 음식을 어떻게 받아들일 것인가? 지방은 우리 몸을 구성하는 필수 성분이지만 질병 관리에서 지방은 안 좋은 단어의 집합체로만 여겨진다. 그러나 지방에도 건강에 좋은 지방, 안 좋은 지방이 나누어져 존재한다. 이러한 부분을 제대로 알지 못한 채 어림잡아 아는 상식만으로 식품을 접하기에는 세상에 식품이 너무 많으며 뇌졸중이란 질환 또한 매우 방대한 영역이다.

식품을 잘 알았으면 그에 맞는 건강한 식습관을 잘 갖춰야 한다. 균형 있는 영양소의 섭취가 중요하지만 어떻게 섭취하느냐도 역시 중요하다. 식사는 하루에 몇 번 할 것인지, 몇 시 이후에 식사를 하지 않을 것인지, 몇 번 음식을 씹을 것인지, 술은 어떻게 마실 것인지 이 모든 게 식습관의 영역에 포함된다. 음식의 섭취는 영양소에 맞춰서 눈앞에 가져다 놓으면 되지만, 잘못된 식습관은 오랜 시간 내 몸에 배어버린 것이기에 쉽사리 바뀌지 않음을 다시 한 번 인지해야 한다.

뇌에 좋은 영양소를 공급할 식품과 건강한 식습관을 가졌다면 우리는 식(食)을 통해 뇌의 노화를 늦추면서도 거대한 질환인 뇌졸중을 예방하고 치료할 수 있다.

뇌 건강에 좋은 식품 성분

뇌졸중에 좋은 음식물을 소개하기 전에 몇 가지 성분을 알아둘 필요가 있다. 이 성분들은 뇌졸중에 직·간접적인 연관성을 가진다. 우리 몸이 이 성분들을 충분히 가지고 있다고 해도 뇌졸중이 발생할 수 있지만, 반대로 결핍이 발생한다면 뇌졸중 유발 확률이 상당히 높아지거나 후유증 회복이 더뎌질 수 있다.

레시틴

....

레시틴은 그리스어로 노른자를 의미하는 레시토스 (lecithos)로부터 유래되었다. 뇌세포나 신경 세포의 주성분으로 뇌의 활동을 유지하게 하는데, 뇌 전체의 20~30% 가량을 차지한다고 알려졌다. 이러한 점 때문에 레시틴을 '뇌의 음식물'이라고 말한다. 레시틴은 신경전달체계에서 중요한 인지질의 한 종류이며, 두뇌 신경세포의 약 30%를 차지하는 성분이다. 콜린과 이노시톨 및 불포화지방산이 결합된 복합 물질이며, 부교감신경계 말단 신경전달물질인 아세틸콜린의 원료이기도 하다.

레시틴은 기억력 강화에 필수적인 성분이다. 치매 환자의 뇌에는 시냅스를 연결하는 신경전달물질인 아세틸콜린이라는 물질이 감소하는데, 아세틸콜린이 감소하면 기억이나 의지, 사고 등을 관장하는 대뇌피질로부터 신호가 잘 전달되지 않는다. 레시틴은 아세틸콜린을 구성하는 주요 성분으로 레시틴의 감소는 아세틸콜린의 감소로 이어져 뉴런과 뉴런의 연결 고리 역할을 하는 시냅스에 신경 전달물질이 원활히 공급되지 못한다. 즉, 레시틴의 감소는 기억력 약화로 이어져 치매에 직접적인 영향을 준다. 실제로 레시틴이 풍부한 그룹과 그렇지 않은 그룹의 기억력 격차가 약 25%에 달한다는 연구가 있다.

그런데 레시틴이 뇌졸중에 더 직접적인 연관성을 가지는 건 혈관에 미치는 영향 때문이다. 우리 몸에는 물에 녹는 수용성과 기름에 녹는 지용성이 있다. 과학시간에 실험을 해본 사람은 알겠지만 일반적으로 물과 기름은 잘 섞이지 않는다. 그런데 이것을 가능하게 해주는 성분이 레시틴이다. 이를 유화작용이라고 부른다. 이로 인해 중성 지방, 콜레스테롤 등 다양한 물질의 합성·분비·투과 등 인체 활동에 영향을 미치며, 콜레스테롤과 중성 지방의 양을 유지해주는 기능을 한다.

레시틴이 부족하면 유화작용이 원활히 일어나지 않게된다. 물은 물대로, 지방은 지방대로 모이게 되어 세포 내에서 별다른 화학 작용이 발생하지 않는다. 풀리지 않은 지방은 혈관에 쌓이기 시작하고 차후에는 혈액이 원활히 흐르지 않을 정도로 혈관이 막히는 사태가 발생한다. 세포 내 영양분의 왕래가 원활하지 않게 되어 피로와 면역 저하를 불러오며, 더 나아가 동맥 경화, 당뇨병, 콜레스테롤 증가 등의 증상을 불러온다. 이는 뇌졸중을 불러오는 고위험자 요인들이다.

레시틴은 단순 기억력 강화뿐 아니라 각종 혈관 질환 예방에도 큰 도움을 준다. 우리가 레시틴을 어떻게 접하고 관리하느냐에 따라 뇌졸중 예방과도 깊은 관계를 가지게 된다. 레시틴이 많이 함유된 음식으로는 대표적으로 콩, 간, 계란 노른자, 콩 가공품, 곡류, 옥수수기름 등이 있다. 단, 뇌졸중 예방만을 고려하여 레시틴을 과다섭취하면 체질에 따라 두드러기, 가려움 증상을 포함하여 복통, 설사를 겪을 수 있다.

베타카로틴

....

1831년 빌헬름 바켄로더(Wilhelm Wackenroder)가 당근의 뿌리에서 적자색 색소를 분리해냈는데, 이를 당근에서 이름을 따와 카로틴(carotene)이라고 명명했다. 이후 여러 연구를 통해 카로틴이 비타민A로 전환되는 것이 밝혀졌는데, 당근에서 분리한 카로틴이 단일 물질이 아닌 알파(α), 베타(β), 감마(χ)의 혼합물임이 밝혀졌다.

베타카로틴은 비타민A의 전구 물질로 체내에서 비타민A로 전환된다. 전구물질은 일련의 생화학 반응을 의미한다. 일반적으로 우리 몸이 지용성 항산화제의 일종인 카로티노이드(carotenoid, 광합성을 돕고 자외선의 유해 작용을 막는 일종의 식물 색소인데, 베타카로틴과 같은 일부 카로티노이드는 동물에서는 비타민A의 모체로서 도움을 주고, 시력과도 관계함)를 필요로 할 때 카로티노이드의 일종인 베타카로틴은 비타민A로 쉽게 전환되어 '프로비타민A'라고도 불린다. 비타민A로 전환되는 비율이 다른 프로 비타민의 2배가량 된다. 여러 과일이나 채소 등 다양한 식물성 식품에서 발견되며 노란색, 빨간색, 오렌지색 등의 색소를 보인다.

베타카로틴은 안과 질환, 축농증, 관절염을 예방하는데 큰 효과를 보인다. 이와 더불어 뇌졸중 예방에 탁월한 효과가 있다. 하버드대학교 의과대학의 연구에 따르면 베타카로틴이 많이 들어있는 음식인 당근을 매일 먹는 사람은 그렇지 않은 사람에 비해 뇌졸중에 대한 위험도가 약 60% 이상 줄어든다고 보고했다. 베타카로틴을 다량 함유한 시금치도 비슷한 조건에서 약 40% 이상 낮았다고 보고되었다. 이와 같은 결과가 나온 것은 베타카로틴이 몸 속 독소를 배출해줄 뿐만 아니라 혈관을 강화시키는 효능이 있기 때문이다. 혈관 내피 세포의 염증을 줄여 동맥 내의 혈액 응고를 막아줌으로써 동맥 경화, 심근경색 등을 예방하는데 도움이 되는 것이다.

그런데 한 연구에 따르면 베타카로틴으로 뇌졸중에 대한 예방효과를 얻으려면 최소 2년은 꾸준하게 섭취해야 한다고 보았다. 긴 삶에서 보면 그다지 길지 않은 시간이

지만 목표치를 두고 꾸준하게 움직이기에는 무조건 짧다고 보긴 어렵다. 물론 뇌졸중을 예방하기 위한 의지가 굳건한 사람에게는 아무런 문제가 되지 않을 것이다.

베타카로틴을 많이 섭취했다고 해도 우리 몸은 필요한 양만큼만 비타민A로 전환된다. 다만 흡연을 하거나 고농도의 보충제와 같이 섭취하면 눈과 피부가 노랗게 변하기도 한다. 물론 복용을 중단하면 다시 정상으로 돌아온다. 베타카로틴이 많이 들어간 식품으로는 대표적으로 당근, 고구마, 시금치, 민들레 잎이 있다.

마그네슘

마그네슘은 우리 몸에서 네 번째로 많은 미네랄로 칼슘, 인과 함께 주요 미네랄로 불린다. 체내 마그네슘의 약 60%는 뼈에 함유되어 있으며, 나머지는 혈액, 체액, 근육 등에 함유되어 있다. 몸에서 일어나는 500여 가지의 대사작용에 마그네슘이 필요하므로 신체 거의 모든 세포에 마그네슘이 함유되어 있다고 보면 된다. 마그네슘은 일반적으로 혈당과 인슐린을 조절하고 근육과 신경의 기능을 유지한다. 또한 해독 작용을 돕고 단백질 합성 촉매 등의 역할을 한다.

특히 혈당과 인슐린 조절은 뇌졸중과 깊은 관계가 있다. 2012년 미국 임상영양학회지에 실린 연구에서는 마그네슘 섭취와 뇌졸중의 상관관계를 밝혔다. 실험자들은 2년 동안 마그네슘을 섭취했는데 하루에 권장하는 섭취량보다 100mg이 늘어날수록 뇌졸중 위험은 약 8%씩 줄어들었다. 그 이유는 마그네슘이 혈류로부터 당분을 제거하는 호르몬인 인슐린을 방출하게 하여 혈당 조절을 돕기 때문이다. 이로 인해 뇌졸중 유발의 고위험 인자 중 하나인 당뇨 발생률이 확연히 줄어드는 것이다. 앞선 실험에서도 마그네슘을 많이 섭취할수록 제2형 당뇨병의 발병률이 낮아졌다. 또한 마그네슘 결핍은 피떡인 혈전을 유발하고 혈전이 아주 커지면 혈관을 막아버린다. 혈관이 막히면 고혈압의 발병률이 높아지고 자연스럽게 허혈성 뇌졸중(ischemic stroke)을 불러오게 된다.

마그네슘이 부족하면 주로 발생하는 게 눈꺼풀이 파르르 떨리는 '잔떨림' 혹은 '근파동증' 이라는 증상이다. 자신도 모르게 눈꺼풀 떨림 등 무의식적으로 특정 부위 근육이 수축하며 경련을 일으키는 것이다. 그런데 눈 떨림 증상은 뇌졸중의 전조 증상 중 하나인 안면 신경마비와도 연관성이 있다. 일반적인 잔떨림은 대부분 금방 사라지거나 길어도 1~2달 정도이다. 그런데 눈 떨림 증상이 너무 잦으면서 오래 지속된 채 점차 정도가 심해지면 뇌졸중 전조 증상으로도 볼 수 있어 병원 검진을 받아 봐야 한다.

마그네슘이 풍부한 음식으로는 견과류, 호박씨, 참깨, 시금치, 오징어, 굴, 옥수수, 현미밥 등이 있다. 그런데 마그네슘은 편식하지 않더라도 충분한 섭취가 어려운 성분이다. 이런 경우에는 식약처 인증을 받은 마그네슘 관련 건강기능식품을 권장량에 맞추어 섭취하는 것도 한 방법이 될 수 있다. 마그네슘과 동시에 칼슘, 아연 등을 보충할 수 있는 건강기능식품을 섭취하는 것도 부족한 성분을 채우는 방법이 될 수 있다.

　레시틴, 베타카로틴, 마그네슘 성분을 제외하고도 뇌 건강에 좋은 영향을 미치는 성분들이 많다. 그중 대표적인 것으로 셀레늄은 뇌졸중, 암, 협심증 등 3대 질병을 예방하는 대표적인 항산화 미네랄이다. 항산화란 산화의 억제를 의미하는데 세포의 산화는 곧 세포의 노화를 의미한다. 셀레늄은 혈관에서 혈액이 응집되는 것을 막아 뇌졸중, 협심증 등 뇌심혈관계 질환을 방지하는 역할을 한다. 이 밖에도 염증 억제반응, 갑상선 기능 강화, 면역력 강화, 관절염 예방 등에 효과가 있다. 다만 신체는 적정 권장량인 소량의 셀레늄을 필요로 하는 만큼 장기간에 걸쳐 너무 다량을 섭취하면 구역질과 구토로 시작하여 우울증, 신경과민 등으로 이어질 수 있으므로 적정 권장량을 지켜서 섭취하는 것이 중요하다.

사상의학 체질에 따른 식생활 분류

단순히 섭취만으로 마법처럼 바로 뇌졸중이 낫는 식품은 존재하지 않는다. 만약 그런 식품을 찾는다면 진시황이 불로초를 찾는 것과 크게 다르지 않을 것이다. 대신 뇌졸중을 최대한 예방할 수 있는 좋은 식품은 많다. 그런데 아무리 좋은 식품이라 해도 누군가에게는 효과가 좋은데 누군가에게는 전혀 효과가 없는 경우가 있다. 흔히 말하는 식품과 그 사람의 체질(體質)이 맞지 않았을 경우이다.

한의학에서는 이러한 경우에 이제마 선생의 사상 체질

의학을 기준으로 해서 분석하고 설명을 한다. 사상 체질이란 타고난 장부의 대소(大小)를 기준으로 사람의 체질을 4가지 부류로 나눈 것이다. 즉, 사람의 체질에 따라 맞는 식품과 맞지 않는 식품이 있다는 것이다. 한의학적 치료가 필요해서 필자에게 찾아오는 사람들에게 사상 체질에 따른 예방과 치료를 함으로써 몸이 나아지는 것만큼 사상 체질 의학의 확실성을 이야기하는 증거는 없다.

사상 체질 의학에서는 다음 3가지를 원칙으로 삼는다. 체질은 평생 변하지 않는다는 체질 불가변의 원칙, 태음인, 태양인, 소음인, 소양인 4가지 체질 이외에 다른 체질은 없다는 예외 인정 불허의 원칙, 각자의 체질에 해당하는 약물이 아니면 쓰지 않는다는 약물혼용 불가의 원칙이다. 이 원칙들을 기준으로 하여 환자의 체질에 맞는 상태를 진단하고 처방하는 것으로 효율과 효과를 높인다.

한의학에서는 우리 몸의 구성 성분을 '기혈음양(氣血陰陽)'으로 바라본다. 기혈음양 4가지 구성 요소 중 하나라도 부족하거나 넘치면 건강에 이상이 있다고 판단한다. 뇌졸중 환자들은 일반적으로 '기허생풍(氣虛生風)'이라는 중풍(中風)의 병리학적 기전에 따라 '기허(氣虛)'의 경우가 많다. 기허라는 것은 우리 몸의 에너지 대사와 기초대사량에 문제가 발생한 경우로 기허가 발생하게 되면 혈액과 혈관의 신진대사가 원활하게 되지 못해서 혈액 속에 피떡인 어혈(혈전)이 생기고, 이것이 뇌로 가는 혈관을 막거나 터지게 하여 뇌졸중의 발생 확률이 높아지게 된다. 사상 체질의 정확한 개념을 알고 사상 체질별 기혈음양의 허실(虛實)을 세밀하게 분석한다면 뇌졸중에 대해 더 깊게 나아갈 수 있다.

태음인과 소음인

태음인(太陰人)은 한국인의 절반에 가까울 정도로 많은 사람에 해당한다. 전반적으로 골격이 크고 허리와 배 쪽에 살이 잘 붙는다. 이목구비는 뚜렷하고, 얼굴 모양은 둥근 형태인 경우가 많다. 일할 때는 보수적이며, 돌다리도 두들겨 보고 건널 만큼 신중하게 무언가를 결정한다. 또한 자신에 대한 믿음이 존재해야만 자신 있게 행동을 해 나갈 수 있다.

태음인은 습담성(濕痰性) 체질이다. 땀과 열이 많아 찬 성질을 가진 음식이 좋다. 대신 습담을 불러일으키는 당분이나 동물성 지방을 삼가야 하며 식물성 지방과 단백질을 섭취하는 것을 권한다. 간과 폐의 기능이 떨어지는 경우가 많으며 각종 피부 질환에 유의해야 한다. 일반적으로 살이 잘 찌는 체질이다. 그래서 덩치도 조금 있는 편이다. 스스로 소식하는 습관을 지녀야 하며, 운동도 적절히 해 줘야 한다.

호흡기에 좋은 도라지, 배 등을 푹 고아서 약물로 하루 세 번 먹는 게 좋다. 육류는 소고기, 우유, 치즈 등이 좋으며 과일은 복숭아, 사과, 살구, 자두, 오렌지가 좋다. 곡류는 콩, 땅콩, 호두, 잣, 들깨가 좋으며 채소는 당근, 더덕, 고사리, 연근, 토란, 도라지, 버섯이 좋다. 약재로는 맥문동, 오미자, 길경(桔梗, 도라지), 마황, 황율(黃栗, 밤), 웅담 등이 좋다. 닭고기, 돼지고기, 인삼차, 커피 등은 멀리할수록 좋다.

소음인은 한국인의 약 20%에 해당한다. 전반적으로 키나 체격이 왜소해 보인다. 가슴 부위는 빈약하지만 엉덩이는 발달한 편이다. 상체 운동을 꾸준하게 하지 않으면 하체 비만처럼 보인다. 상황을 잘 파악하고 상대를 잘 배려하지만 작은 부분에 마음이 요동을 치는 편이다. 스스로 불안을 잘 느낀다.

소음인은 몸이 찬(냉성, 冷性) 체질이다. 선천적으로 소화기관이 약해 소화불량을 가진 사람이 많다. 따뜻한 성질의 소화가 잘 되는 음식을 먹고 성질이 차가운 음식은 삼가는 것이 좋다. 찬 음식을 먹으면 위가 견디지 못해 몸에서 바로 반응이 온다. 태음인은 땀을 흘리는 것이 건강에 도움이 되지만 소음인은 몸에서 땀이 많이 나오면 몸에 이상이 생겼을 확률이 높으므로 병원으로 가서 검진을 통해 미리 원인을 찾는 것이 좋다. 땀을 많이 흘리면 체력의 소모가 심하여 집중도도 떨어진다. 특히 땀도 많이 나는

데 설사가 지속된다면 조금 더 신경 써야 한다.

소음인은 장과 위에 최대한 피해를 덜 주는 음식을 접해야 한다. 홍삼과 꿀을 활용하여 따뜻한 차를 끓여먹는 것을 권한다. 곡류는 조, 감자, 찹쌀이 좋다. 육류는 닭고기, 양고기가 좋으며 해물은 도미, 조기, 멸치, 갈치가 좋다. 채소는 부추, 마늘, 고추, 생강, 후추, 대추, 유자 등 따뜻한 성질을 지닌 채소와 과일을 가까이해야 한다. 약재는 인삼, 백출, 감초, 당귀, 천궁, 포부자 등이 좋다. 돼지고기, 맥주, 우유, 수박, 포도와 같이 찬 성질을 띤 식품은 피하는 게 좋다.

태양인과 소양인

태양인 체질은 매우 희귀한 수준이다. 10만 명 중 1명이라 할 만큼 표본이 적다. 그래서 다른 체질에 비해서 상대적으로 많은 특징이 알려지지는 않았다. 일반적으로 키가 크고 어깨가 넓지만 허리와 하체가 약한 편이다. 매사 활동적이며 열성적이다. 서둘러 일을 하다 보면 감정에 진솔하다 보니 타인과의 소통에 간혹 문제가 발생하기도 한다.

태양인은 음식물을 제대로 넘기기 힘든 열격증(噎膈症, 음식이 목구멍으로 잘 넘어가지 못하거나 넘어가도 위에까지 내려가지 못하고 이내 토하는 병증), **반위증**(反胃症, 음식을 먹은 후에 명치 부근이 거북하여 토해내는 병증), **해역증**(解㑊症, 권태감이 심하고 하체에 힘이 없어 다리가 풀리는 병증) 등을 앓는다. 간장 질환, 신경성 식도 경련, 근육 질환 등의 문제가 발생하므로 전반적으로 맵고 뜨거운 음식은 삼가고 담백한 음식을 섭취하는 것이 좋다. 또한 가족력에 뇌졸중, 고혈압, 동맥 경화, 당뇨병 등이 있다면 젊었을 때부터 검진을 받아보는 것이 좋다.

태양인은 기본적으로 양이 왕성한 체질이므로 담백하면서도 찬 성질을 지닌 시원한 음식이 몸에 잘 받는다. 그런 점에서 지방질이 적은 해산물이 몸에 좋은 작용을 할 수 있다. 새우, 조개류, 게, 해삼, 문어, 오징어 등이 좋다. 전반적으로 지방질이 많은 육식은 간에 부담을 준다. 곡류는 메밀, 현미, 녹두, 옥수수 등이 좋으며 채소는 배추,

오이, 가지, 시금치 등 푸른잎 채소를 가까이 하고 감자, 고구마, 무와 같은 뿌리 채소는 줄여서 먹는 것이 좋다. 과일은 찬 성질이 나는 포도, 수박, 머루, 모과, 오렌지 등이 좋다. 약재로는 오가피, 모과, 다래, 붕어, 포도뿌리 등이 좋은 작용을 한다.

소양인은 우리나라 인구의 약 30%에 해당하며 태음인 다음으로 많다. 어깨가 딱 벌어져 있으며 가슴이 탄탄하나, 엉덩이 부위가 좁고 빈약하여 역삼각형 체형이 많다. 태양인처럼 상체보다 하체가 상대적으로 빈약하다. 타인의 반응을 중시하며 감정 표현이 많은 편이다. 대신 끈기가 부족해 벌인 일을 제대로 수습하지 못한다. 감정에 예민한 만큼 기복도 심한 편이다.

소양인은 몸이 뜨거운(熱性) 체질이다. 몸에 열이 많고 활동량이 많아서 만성 피로를 느끼기 쉽다. 대변을 시원하게 처리하면 건강한 상태이지만 반대라면 몸 상태를 점검해봐야 한다. 대변이 원활히 이루어지지 않으면 나쁜 열이 아래로 내려가 배출되지 못하고 가슴에 뭉쳐버린다.

위장은 튼튼하지만 소화기능이 좋지는 않은 편이기에 음식을 급하게 먹지 않는 것이 좋다. 변비, 비뇨기 계통, 방광염 등 비뇨생식기 관련 질환에 걸릴 확률이 높다.

서늘한 성질의 소채류나 해물류를 먹는 것이 좋다. 태양인처럼 새우, 게, 가재, 전복, 해삼 등 해물을 가까이 하는 게 좋다. 육류는 돼지고기와 오리고기가 좋으나 닭고기는 피해야 한다. 곡류는 보리, 팥, 녹두, 땅콩이 좋다. 특히 보리는 해열작용이 있으며 땅콩은 소변이 원활하게 나오도록 돕는다. 채소와 과일은 배추, 오이, 가지, 당근, 호박, 딸기, 수박, 바나나 등이 좋다. 약재로는 산수유, 목단피, 황백, 생지황, 석고 등이 좋지만 인삼, 침향은 열이 나고 독이 오를 수 있으니 주의해야 한다.

사상 체질 의학에서의 체질에 적합한 섭생법은 단순히 먹는 것만 해당되는 것은 아니다. 평소의 생활습관, 운동법 등이 모두 사상 체질 의학의 섭생법에 해당된다. 이와 관련해서는 이어지는 장들에서 하나씩 간단히 설명할 예정이다. 이러한 과정에서 자기 체질에 맞는 행동을 하나씩 알아가고 받아들여가면서 몸 안의 자연 치유 능력을 극대화할 수 있다. 이와 같은 사상 체질에 맞는 섭생법을 통해 뇌졸중의 예방 확률을 높이고 뇌졸중 후유증의 회복률도 높일 수 있다.

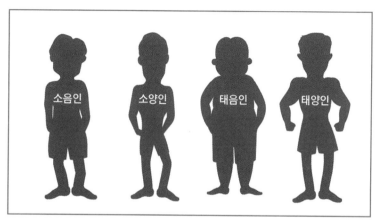

사상체질 소음인, 소양인, 태음인, 태양인

뇌졸중을 예방하는 7가지 식품

뇌졸중은 단일 인자에 의한 질환이 아닌 복합적인 요소들의 총체적 질환에 가깝다. 그렇기에 어떤 식품 하나만 먹는다고 해서 뇌졸중이 예방되거나 치료되진 않는다. 그러나 혈액을 맑게 하고, 콜레스테롤을 낮추고, 면역에 도움이 되는 식품들을 꾸준하게 섭취한다면 뇌졸중 예방과 회복의 확률을 높일 수 있다. 하지만 그렇게 범위를 좁힌다 하더라도 뇌졸중에 도움이 되는 식품이 너무 많다는 게 문제이다. 시중에 알려진 뇌졸중 예방 식품만 해도 100

여 가지에 가까울 것이다. 고민 끝에 뇌졸중의 예방과 회복에 도움이 되는 식품 7가지를 소개하려 한다.

검정콩

콩은 한자어로 대두(大豆)라고 한다. 열매의 크기와 색깔에 따라 여러 가지로 나뉘는데, 종류와 상관없이 여러모로 건강에 좋은 식품이다. 그중에서도 검정콩(黑豆)은 '약콩'이라고 불릴 만큼 몸에 좋은 효능을 많이 가지고 있다. 한의학에서 검정색은 콩팥의 기운을 강하게 하는 색으로 인식된다. 콩팥의 기운이란 호르몬의 작용과 혈이 허한 것을 돕는 보혈 작용과 관련이 있다. 『동의보감』에 따르면 몸에는 오장육부에 적(積)이 쌓여 있는데, 적이 쌓이면 안 좋은 결과를 초래하게 된다고 한다. 이때 적을 흩어주는 효능을 하는 것이 검정콩이다. 『식료본초』에는 "중풍으로 입을 열지 못하여 말을 하지 못하고 구안와사와 반신불수가 있는 것을 치료한다. 흑두를 매우 뜨겁게 볶고 이것을 술에 담가 두었다가 하루에 3번씩 마신다. 이것을 두림주 (豆淋酒)라고 한다."라고 기술되어 있다. 또한 식물성 단백질과 식이섬유가 많아 혈관 내 콜레스테롤을 배출시켜 각종 혈관 질환에 도움을 준다. 한 연구에 따르면 일반콩과 비교했을 때 노화방지 성분이 4배나 많다고도 하는 만큼 성인병 예방에 큰 효과를 보인다.

버섯

버섯은 대표적인 저칼로리, 고단백질 식품으로 몸의 면역력을 높여 각종 질환을 억제하는 역할을 한다. 버섯류에 들어 있는 다당류는 활성산소가 발생하는 것을 억제하는 효력이 있어 세포의 노화를 예방하고 암세포를 막는다. 버섯에는 면역 증강 작용을 가진 베타글루칸이 많아 우리 몸의 콜레스테롤을 낮추면서 면역력을 높인다. 베타글루칸은 혈당치를 떨어뜨리고 혈액을 맑게 하여 혈압을 조절하는 효능이 있다. 특히 신진대사가 떨어지고 몸을 방어하는 면역력이 떨어지는 겨울철에 더욱 효과가 있다. 그중 대표적으로 표고버섯, 송이버섯, 잎새버섯을 권장한다.

『동의보감』에서 표고를 마고(蘑菰)라 하여 성질이 평(平)하여 차고 따뜻함의 중간이며 맛은 달며 독이 없다고 했다. 신(神)을 즐겁게 하고 위를 열어주며 토하고 설사하는 것을 멈추게 한다고 했다.

송이버섯은 '솔 기운을 받으면서 돋는 것으로 버섯 가운데 제일'이라 평하였다. 콜레스테롤 수치를 떨어뜨리고 혈액 순환을 좋게 하는 성분이 있어서 동맥 경화, 당뇨병, 고지혈증에 효과가 있다. 특히 햇볕에 말린 송이버섯은 비타민D 덩어리라 할 만큼 영양분이 많아 면역력을 키운다.

잎새버섯은 대중이 잘 모르는 버섯인데 필자는 '향은 송이요, 맛은 잎새'라고 자평한다. 베타글루칸 함유량이 압도적으로 많은데, 송이버섯의 약 2배로 알려졌다. 면역 세포가 약해지면 자극을 주어 활성화시키고 혈당치가 상승하는 것을 막는다.

마늘

마늘은 미국 타임지가 선정한 세계 10대 건강식 중 하나인 만큼 풍부한 영양소를 가지고 있다. 강한 냄새를 제외하고 100가지 이로움이 있다고 하여 일해백리(一害百利)라고도 불린다. 마늘은 보양 효과가 뛰어나게 높으며 항균작용, 항암작용, 소염작용이 뛰어나다. 마늘은 한의학의 기미론(氣味論)에서 신온(辛溫, 맵고 따뜻한)한 약성이 있어서 한(寒)과 습(濕)을 없애주고 육류를 소화하는 힘이 크다. 마늘은 대중적으로 항암작용이 가장 높은 식품으로도 널리 알려져 있다. 중국의 상민의가 편찬한 『항암본초』에는 마늘 추출액이 생쥐의 복수암, 유선암, 간암 등의 암세포를 억제하는 비율이 무려 70~80%가 된다고 했다. 마늘에는 알리신과 셀레늄이란 성분이 다량 함유되어 있다. 알리신은 강력한 살균작용과 면역력 강화에 도움을 주며, 셀레늄은 호흡 과정에서 체내로 들어온 산소가 대사되는 과정에서 생성되며, 세포막을 손상시키고 우리 몸이 자연

적으로 회복되는 것을 방해하는 물질인 활성산소를 줄여
주는 역할을 한다.

배
.....

배는 수분 함량이 85% 이상으로 높다. 식이섬유가 많
아 서양식 식생활로 인해 발생할 수 있는 대장암, 유방암,
비만 관련 암 등의 발생 확률을 줄이는 데 도움이 된다. 기
관지에 좋은 루테올린 성분이 들어 있어 기침을 멎게 하
고 가래를 없애준다. 한의학에서는 배를 이(梨)라고 한다.
배는 맛은 달고 시큼하며 성질은 평하고 독이 없다. 『동의
보감』에는 배를 두고 그 성질이 따뜻하며 몸속의 열과 독
소를 없애주고 딱딱하게 굳은 종기와 종양의 소인을 제거
한다고 기재되어 있다. 배는 열을 치료하는 효능이 있어
열병으로 진액이 손상되어 가슴이 답답하고 갈증을 일으
킬 때와 소갈증(消渴症)◆에 갈증을 멈추게 한다. 위장에 열
이 쌓여 생긴 변비 증상에도 개선효과를 보인다. 또한 한

의학에서 암의 원인으로 알려진 어혈(瘀血)[**]과 비정상적인 체액을 뜻하는 담음(痰飮)을 없애는 효능이 있어 몸속의 노폐물을 배출하는 데 도움이 된다. 당나라의 맹선(孟詵)이 편찬한 『식료본초(食療本草)』에는 배를 두고 중풍으로 갑자기 말을 못하는 환자에게 배를 짓찧어 즙을 내어 자주 먹인다고 되어 있다. 배는 자체적으로 서늘한 성질을 가지므로 몸이 찬 사람이나 폐나 위장 점막의 건조감을 개선시키려면 배를 찌거나 데쳐 먹으면 도움이 된다. 특히 자연산 돌배에는 재배하는 배의 3~5배의 약효가 있다고 알려져 있다.

◆ 소갈(消渴)은 신체가 음식을 잘 분해하지만 갈증으로 물을 많이 마시고 체중이 감소하는 병증으로 당뇨병을 의미한다. 消는 태운다는 뜻이며 渴은 입이 마른다는 뜻으로 오늘날 당뇨병 환자들이 호소하는 3대 증상인 다음(多飮), 다식(多食), 다뇨(多尿)와 가장 비슷한 증상이 소갈이다.

◆◆ 피떡 또는 혈전을 의미하며, 혈액 순환을 방해하는 응고된 혈액을 말한다. 『동의보감』에서는 암을 어혈(瘀血)이 뭉쳐 생기는 적취(積聚) 개념으로 설명하고 있다.

토마토

유럽에는 "토마토가 익는 계절에는 의사 얼굴이 파랗게 질린다."는 속담이 있다. 즉, 토마토가 질환을 예방하고 치료하는 데 뛰어나므로 의사가 별다른 할 일이 없다는 뜻이다. 토마토에는 강력한 항산화 물질인 라이코펜과 플로보노이드, 루틴, 쿼르세틴 등이 풍부하다. 특히 라이코펜은 천연 색소 성분인 카로티노이드의 한 종류로 활성산소를 제거하는 효과가 비타민E의 100배, 베타카로틴의 2배나 된다. 이로 인해 뇌로 향하는 혈관에 혈전 생성을 막아주며 암세포의 성장 속도를 느리게 만든다. 루틴 성분은 혈관을 튼튼하게 하고 혈압을 내리는 역할을 한다. 한의학에서는 열이 나면서 갈증이 나거나 더위를 먹어 속이 답답하면서 열이 날 때 토마토가 적합하다고 본다. 또한 고혈압, 심장병, 간병 등에도 효과를 보인다. 단, 토마토는 성질이 차서 몸이 차면서 생리통이 있는 여성, 비위가 찬 사람에게는 잘 권하지 않는다. 또한 익지 않은 토마토는 먹으면 어지럼증, 구토 등을 유발할 수도 있다.

참깨

한의학에서 참깨는 흑지마(黑脂麻), 호마(胡麻) 등으로 불린다. 참깨는 맛은 달고 성질은 평하다. 간과 콩팥을 보호하고 오장을 촉촉하게 하며, 심장을 강화하고 어혈을 풀어주는 효과가 있다. 참깨에는 리놀레산, 리놀레이산, 세사민 등의 성분이 다량 함유되어 있는데, 이는 혈액 내 콜레스테롤 수치를 줄이며 피부 점막의 회복을 돕는다. 그중에서도 세사민은 혈관 이완과 혈류량 증가를 돕는 산화질소 생성을 촉진하고 혈관 수축 물질의 생성을 낮춰 혈압 강하에 상당히 효과적이다. 이러한 항산화 성분들은 근육과 뼈를 튼튼하게 할 뿐 아니라 체력 회복에도 큰 도움을 준다. 이러한 참깨의 효능을 빗대어 효마자(孝麻子)라고도 하는데 노부모에게 참깨를 드리면 효도한다는 의미를 가지고 있다. 『동의보감』 '탕액편'에서 수천 가지 약재와 식품 중에서 가장 처음으로 등장하는 이유일 것이다. 참깨는 생으로 먹는 것보다 볶으면 항산화력이 더욱 높아진다. 실제로 참깨보다 참깨를 가공하여 만든 참기름의 세사미놀(sesaminol, 항산화작용이 강력하며 세포의 노화 방지, 암 예방에 효과적이며 동맥 경화의 원인인 나쁜 콜레스테롤 증가를 막고 뇌혈관 장애를 예방하는 데도 도움이 됨) 함량이 더욱 풍부하다. 미국 고혈압학회의 연구에 따르면 고혈압 환자에게 참기름이 효능이 있다고 밝혀졌다. 고혈압 환자가 매일 참기름 35g을 섭취한 결과, 최고혈압이 166에서 134로, 최저혈압은 101에서 84.6으로 떨어졌다.

양파

양파는 5대 영양소인 탄수화물, 단백질, 지방, 비타민, 무기질 함량이 그렇게 높지 않다. 그럼에도 건강에서 늘 빼놓지 않고 언급되는 이유는 피를 맑게 하여 혈관 질환을 예방하기 때문이다. 양파에는 알리신(allicin), 쿼르세틴

(quercetin), 페쿠친, 플라보노이드(flavonoid) 등과 같은 성분이 많은데, 이들은 혈액이 굳는 것을 억제하여 혈액을 원활하게 흘러가게 하며, 강력한 항산화 작용을 통해 혈관벽을 튼튼하게 해준다. 특히 쿼르세틴은 양파 속보다 껍질에 60배 가량 더 함유되어 있다고 한다. 중국에서 기름기 있는 음식이 상당히 많음에도 불구하고 동맥 경화, 뇌졸중 등 성인병 발병률이 낮은 원인으로 양파를 언급하는 이유도 여기에 있다. 또한 양파에 풍부한 아미노산은 몸속 독소 배출에 효과적이며 섬유질이 많아 장 속의 유익한 박테리아가 증식할 수 있도록 돕는다. 양파를 두고『식료본초(食療本草)』에는 속을 따뜻하게 하고 음식을 잘 소화시킨다는 기록이 있다. 양파를 가열하면 '유화프로필'이라는 성분은 줄어들지만, 가열 정도에 따라 '트리슬피드'라는 성분과 '세피엔'이라는 성분으로 변해서 이들 성분이 혈압을 내리는 역할과 콜레스테롤이나 중성 지방의 콜레스테롤 수치를 낮추는 작용을 한다.

좋은 지방과 나쁜 지방을 구분하자

지방은 탄수화물, 단백질과 함께 우리 몸을 구성하는 3대 영양소로 불린다. 우리 몸의 약 14%를 이루며 뇌의 60%가 지방으로 이루어져 있다. 지방은 탄수화물과 함께 체내에서 주요 에너지원으로 사용되며, 체내 세포막을 구성하는 주요 성분으로 체내 유해물질을 차단하여 신체기관을 보호하는 역할을 한다. 그런데 지방은 다른 영양소에 비해 안 좋은 쪽으로 인식되는 경우가 많다. 그러한 데는 지방이 비만을 불러일으키는 커다란 원인으로 여겨지기 때문이다. 실제로 지방을 과다하게 섭취하는 경우 고혈압, 고지혈증, 심혈관 질환 등 다양한 질병을 유발할 수 있는데, 이는 뇌졸중을 유발하는 고위험 요인들이기도 하다.

그렇다고 지방이 없어서는 안 된다. 왜냐하면 지방이 없으면 우리 몸은 정상적으로, 지탱할 수 없기 때문이다. 지방이 해롭다고 해서 무조건 멀리하기보다 몸에 좋은 지방을 적당량 섭취하는 것이 중요하다. 그런 점에서 우리는 지방에 관해 잘 알아둘 필요가 있다. 지방은 크게 좋은 지방과 나쁜 지방이 있는데, 그 전에 필수 지방산의 개념에 대해 알아둘 필요가 있다.

필수 지방산은 세포의 성장과 신체의 발달 과정에 꼭 필요한 지방산이다. 필수 아미노산처럼 체내에서 합성할 수 없어 외부 음식을 통해 섭취해야 한다. 필수 지방산은 혈관계 질환 예방, 두뇌 발달, 피부병 예방 등의 효과가 있다. 필수 지방산이 부족할 시 성장 방해를 비롯해 우울증, 심장질병, 피부병 등에 걸릴 수 있다. 필수 지방산의 종류는 탄소의 수와 산소·수소의 이중결합이 몇 번째에 존재하는지에 따라 나뉘는데, 흔히 좋은 지방, 나쁜 지방으로 구분한다.

좋은 지방은 무엇인가

좋은 지방이라고 부르는 불포화 지방산은 흔히 식물성 지방으로도 부른다. 일반적으로 견과류, 생선기름에 많이 함유되어 있기 때문이다. 나쁜 지방이라고 부르는 포화 지방과는 달리 녹는점이 낮아서 실내 온도에서 액체 형태로 존재한다. 반면에 포화 지방은 녹는점이 높아서 실내 온도에서 고체 형태로 굳어져 있다. 불포화 지방산은 오메가-3, 오메가-6, 오메가-9 등을 포함하는데, 이 3가지는 균형을 이룰수록 좋다. 불포화 지방산은 단가 불포화 지방산과 다가 불포화 지방산으로 나뉜다.

단가 불포화 지방산(monounsaturated fatty acids, MUFA)은 실온에서 액상의 형태로 존재하며 냉각되면 고체가 된다. 다른 지방과는 달리 몸에 해로운 LDL 콜레스테롤을 낮추고 몸에 이로운 역할을 하는 HDL 콜레스테롤을 높여준다. LDL 콜레스테롤 수치가 높으면 동맥을 막히게 할 확률이 급격히 높아진다. 또한 단일 불포화 지방산은 심장 질환과 관련된 중성 지방을 낮추고 염증과 싸운다. 단일 불포화 지방은 대표적으로 오메가-9에 해당하는 올레인산(oleic acid)을 들 수 있으며, 올리브유(올리브유의 65~85%가 올레인산임)나 카놀라유에 많이 함유되어 있다.

다가 불포화 지방산(polyunsaturated fatty acids, PUFA)은 최소한 두 개 이상의 이중 결합을 가진 불포화 지방산을 가진 지방을 말한다. 항상 액체로 존재하며, 가열되면서 산화된다. 다가 불포화 지방산은 오메가-3와 오메가-6로 나뉜다.

오메가-3계 지방산에는 동물성 지방산인 도코사헥사엔산(DHA; docosahexaenoic acid), 에이코사펜타엔산(EPA; eicosapentaenoic acid)과 식물성 지방산인 알파리놀렌산(α-linolenic acid) 등이 있다. DHA는 뇌세포막의 유동성을 증가시켜 주며, 신경 세포가 스스로 사멸하는 현상인 아폽토시스(세포 사멸·Apoptosis)를 방지하여 뇌를 활성화하는데

234

도움을 준다. EPA는 혈중 콜레스테롤 저하와 뇌 기능을 촉진하며, 혈액 중의 콜레스테롤 함량을 낮춰 혈전 형성을 억제한다. DHA와 EPA는 연어, 정어리, 고등어와 같은 등 푸른 생선과 해산물에 풍부하다. 미국심장협회는 심장 질환이 있는 사람이라면 하루에 약 1g의 EPA와 DHA를 섭취할 것을 권장하기도 한다. 알파-리놀렌산(alpha-linolenic acid)도 콜레스테롤 대사 조절에 도움을 주며, 들기름, 견과류, 콩기름에 풍부하다. 즉, 오메가-3 지방산은 혈관 질환의 위험을 감소시켜 뇌졸중을 예방하고 회복하는 데 큰 도움을 준다. 식품의약품안전처 기준 오메가-3 지방산의 일일 권장 섭취량은 500~2,000mg이다. 참고로 고등어 100g에는 약 5,000mg, 연어 100g에는 약 2,200mg의 오메가-3 지방산이 있다.

오메가-6계 지방산에는 리놀레산(linoleic acid), 감마리놀레산(gamma linolenic acid), 아라키돈산(arachidonic acid) 등이 있다. 주로 육류와 계란 노른자, 콩기름, 버터 등에 풍부하다. 오메가-6도 필수 지방산이지만, 오메가-3와는 달리 혈액을 끈적끈적하게 만들고 체내의 염증을 악화시키는 작용을 한다. 이렇게만 보면 오메가-6 지방산은 좋은 지방이 아닌 나쁜 지방으로 봐야 할지도 모른다. 오메가-6는 최근 들어 많은 사람들의 관심을 받고 있는 불포화 지방산인데 오메가3에 비해서 무조건 나쁜 역할만 하는 것은 아니다. 보통은 오메가-3 지방산이 염증을 줄이고 혈액 응고를 감소시켜 염증이나 종양, 심장 질환이 생기는 것을 막고 뇌 기능에 활기를 불어넣는 역할을 한다고 알려져 있다. 반면에 오메가-6 지방산은 염증을 일으키고 혈전을 만들어 피를 굳게 만든다고 알고 있는 경우가 많다. 그래서 종종 오메가-3 지방산만 먹어야 할 것 같다는 말을 하는 환자들도 있다. 그러나 언제 어떤 질병에 걸릴지 모르기 때문에 보통의 경우라면 염증이나 혈전이 생기지 않게 하는 것이 당연히 좋겠지만 오메가-6 지방산이 필요할 때도 분명 있다는 것을 명심할 필요가 있다. 즉, 부득이하게 몸에 나쁜 균이 들어오게 되면 염증을 일으켜서 그것을 제거해야 하고 피가 날 경우에는 멈추게 해야 하는데, 이럴 때 인체에 유용하게 작용하는 것이 오메가-6 지방산이다. 그래서 오메가-3 지방산과 오메가-6 지방산은 모두 건강을 위해 중요한 불포화 지방산이며 균형 있게 섭취하는 것이 매우 중요하다. 한국영양학회는 오메가-6와 오메가-3의 적정 섭취 비율은 4~10 : 1로 권장하고 있으며, 일본에서는 4 : 1, 미국에서는 5~10 : 1로 권장하고 있다.

이처럼 인체에 좋은 영양소만 있다고 해서 무조건 좋은 것은 아니다. 영양소에서 중요한 것은 균형이다. 오메가-6가 일부 다른 역할을 할지라도 오메가-3가 좋은 역할을 하므로 둘의 섭취 균형만 유지하면 된다. 문제는 현대인의 식단 구성이 서구화 되면서 소고기, 돼지고기, 기름 등의 비중이 커져 오메가-6가 너무 많고, 오메가-3는 너무 적다는 것이다. 4 : 1은 커녕 10 : 1 혹은 15 : 1까지도 예상해 볼 수 있다. 이처럼 오메가-6가 과할 정도로 많으면 균형이 깨져 오메가-3는 제대로 활동하지 못한다. 그렇기에 의도적으로라도 오메가-3를 섭취할 필요가 있다. 육류를 섭취한다 해도 가능하면 기름기는 제거하고 살코기 위주

로 섭취해야 하며, 기름을 쓸 때도 식물성 기름인 올리브
유를 쓰면 좋다.

나쁜 지방은 무엇인가

오메가-6보다 나쁜 지방으로 불리는 것은 포화 지방산
과 트랜스 지방산이다. 포화 지방산은 동물성 지방으로
인체 피하지방층의 일부를 이루는 지방이다. 피하 지방은
비상시에 에너지로 사용되며, 체온을 유지하는 역할을 하
므로 적당량은 필요하다. 포화 지방산은 육류 지방, 버터,
치즈, 가공기름, 라면, 열대과일에서 나오는 기름 등에 다
량 함유되어 있다. 주로 실온에서 고체인 지방에 많이 함
유되어 있다. 대부분 우리가 일상에서 맛있게 접하는 식
품들이다. 문제는 대부분의 포화 지방산은 적당량 유지가
어렵다는 것이다. 포화 지방산은 콜레스테롤과 합성하는
성질이 있다. 포화 지방산을 과다 섭취하면 몸에 해로운
LDL 콜레스테롤 수치를 높이고 심혈관계 질환과 뇌졸중

발병의 위험을 높인다.

트랜스 지방은 진정한 나쁜 지방으로 볼 수 있다. 육류나 유제품에서 자연적으로 발생하는 소량의 트랜스 지방은 체지방을 줄이고 근육량을 늘리는 데 도움을 주기도 한다. 그러나 우리가 아는 트랜스 지방은 사람이 인위적으로 만든 지방이다. 일반적으로 식물성 오일에 수소를 첨가하여 상온에서 굳혀 제조한다. 몸 안의 세포는 변형된 지방인 트랜스 지방을 제대로 제거하지 못해 몸 안에 쌓이게 된다. 면역체계를 과하게 항진시켜 염증 반응을 유발하여 혈관벽에 염증을 불러일으켜 동맥 경화를 일으키는 주요인이 된다. 한의학에서는 심혈관계 질환, 제2형 당뇨병, 천식, 알레르기 등을 유발하는 요인으로 본다.

일반적으로 트랜스 지방은 마가린, 쇼트닝(제과·요리 등의 식품 가공에 쓰이는 반고체 상태의 유지제품), 생크림 케이크, 피자, 치킨, 도넛 등에 다량 함유되어 있다. 트랜스 지방산의 하루 권장량은 2g이지만, 패스트푸드 감자튀김 1인분만 먹어도 2g을 금방 채운다. 시중에 보이는 과자에 '트랜스 지방 0'으로 표시된 경우에도 100~500g 가량의 과자를 먹는다면 최대 1g의 트랜스 지방을 먹는 것과 같다. '0'으로 표시되었다고 해도 트랜스 지방이 전혀 없다는 의미가 아니다. 미국의 경우 1회 제공량의 트랜스 지방 함량이 0.5g 미만이면 0으로 표시하도록 허용한다.

트랜스 지방이 불러일으키는 여러 문제 때문에 미국 FDA는 상업적으로 준비된 식품에 인공 트랜스 지방의 사용을 효과적으로 금지했으며, 세계보건기구 WHO는 전 세계 정부에 트랜스 지방의 사용을 제거할 것을 촉구했다. 뇌졸중을 효과적으로 예방하기 위해서는 일상에서 제과·제빵과 튀김 종류를 조금은 멀리하면서 트랜스 지방의 섭취를 줄여야 할 것이다.

피해야 하는 식품도 존재한다

뇌졸중 예방에 도움이 되는 식품이 있다면 반대로 피해야 하는 식품도 존재한다. 물론 뇌 건강에 좋지 않다고 해서 무작정 멀리할 수는 없다. 그런 식품일수록 우리 일상에서 자주 접하기 때문이다. 트랜스 지방이 건강에 좋지 않다는 건 일반 상식을 가진 성인이라면 대부분 아는 사실이다. 그럼에도 트랜스 지방이 많다고 알려진 과자, 패스트푸드 등을 끊지 못하는 이유는 무엇일까? 빠르게 배를 채워야 하는 바쁜 현대인일수록 트랜스 지방과 더욱 가까울 수밖에 없다. 그럼에도 뇌졸중 예방을 위해서 몇 가지는 반드시 멀리하는 습관이 필요하다. 완전히 끊지는 못하더라도 천천히 멀어져야 한다. 그것마저 안 된다면 적어도 이러한 부분이 몸에 좋지 않다는 정도는 이해해야 할 것이다. 이와 관련하여 소개할 두 가지는 글루텐과 당분이다.

글루텐

글루텐은 물에 녹지 않는 불용성 단백질로 밀, 호밀, 보리 등 곡류에 주로 존재한다. 많은 사람이 즐겨먹는 빵, 국수, 라면, 과자 등에 다량의 글루텐이 함유되어 있으며, 밀가루로 만든 음식과 직접적인 연관성을 보인다. 흔히 말하는 강력분, 중력분, 박력분 등 밀가루의 종류는 단백질의 양에 따라 나뉘는데, 이 단백질의 대부분을 차지하는 것이 글루텐이다. 수타 자장면을 만들 때 반죽을 열심히 치대는 것을 볼 수 있는데, 이는 글루텐을 많이 나오게 해서 쫄깃함을 늘리기 위함이다.

글루텐의 양이 음식의 맛을 좌우하는 것과는 별개로 건강에는 그다지 좋지 않다. 글루텐은 위와 장에서 완전히 분해되지 않고 소장에 남아 장 점막의 면역체계를 자극하고 염증을 유발한다. 뇌의 화학 작용에도 영향을 미쳐 신체적, 정신적 피로를 불러온다.

이리한 증상이 뇌에 반영되는 것을 가리켜 글루텐 실조증(gluten ataxia, 글루텐을 분해할 때 나오는 항체가 소뇌를 공격하는 자가 면역 질환)이라고도 부른다. 글루텐이 뇌의 일부를 손상시켜 현기증을 일으키며, 심할 경우 걷기와 말하기가 어려워지고, 마비가 오는 등 뇌졸중과 같은 증상을 유발시킬 수 있다는 것이다. 글루텐 실조를 초기에 확인하면 글루텐이 포함된 밀가루로 만든 음식을 먹지 말자는 의미를 가진 식이요법인 글루텐 프리 식단으로 간단히 치료할 수 있다. 그러나 초기 증상이 복부 통증, 가스, 설사, 변비 등인만큼 초기에 발견하긴 쉽지 않다. 다만 글루텐이 뇌질환에 미치는 영향에 관한 연구가 아직 많지 않은 만큼 지속적인 연구가 필요한 사항이다.

당분
....

우리나라의 식문화에서 탄수화물의 비중이 높은 만큼 탄수화물의 주요 성분인 당분의 섭취량도 자연스럽게 증가한다. 그러한 현상을 보며 필자는 '당분 없이 못 사는 한국인'이라고도 표현한다. 식품의약품안전처에 따르면 2013년 기준으로 한국인의 1일 평균 당류 섭취량은 72.1g(총 에너지섭취량의 14.7%)이라고 했다. 이는 세계보건기구(WHO)와 식품의약품안전처가 권하는 성인 하루 당류 섭취량(권장 칼로리의 10%·약 50g)의 약 1.5배에 이르는 양이다. 특히 2017년 8월 14일에 보건복지부와 한국건강증진개발원이 보도한 자료에 의하면 우리나라 청소년(12~18세)의 일평균 당 섭취량(80g)은 다른 연령에 비해 높고, 이중 가공식품을 통한 당 섭취량(57.5g)은 세계 보건기구(WHO)의 당 섭취량 기준(약 50g)을 넘는 수준으로 나타났다. 실제

가공식품을 통해 섭취한 당이 하루 권장 열량의 10%를 초과할 경우 비만, 당뇨병, 고혈압 유병율이 39.0%, 41.0%, 66.0%로 각각 높아지는 것으로 나타나서[*] 건강의 위협 요소가 될 수 있으니 주의해야 한다.

당분은 도파민과 같은 호르몬 분비를 촉진시키는데, 이는 중독 현상을 유발할 수 있다는 점에서 주의해야 한다. 일정 수준의 도파민은 집중력을 불러오지만 어느 정도의 기준을 넘어가면 집중력뿐만 아니라 기억력에도 문제를 유발시킨다. 또한 당분은 기분을 안정적으로 유지하는 세로토닌에 영향을 미친다. 세로토닌이 자주 분비되면 쉽게 고갈이 될 수 있으며, 이로 인해 우울증 증상으로까지 이어질 수 있다.

당분은 천연 당분과 첨가당으로 구분할 수 있다. 이 둘은 화학적으로 볼 때 같은 물질이지만 건강에 미치는 영향은 완전히 다르다. 실제로 2015년 세계보건기구(WHO)

◆ 출처 : 식약처/한국보건산업진흥원. 우리국민 당류 섭취량 평가사업. 2014년.

는 천연 당분과 첨가당을 명확하게 구분했다. 첨가당은 여러 질환을 유발할 수 있으므로 칼로리 섭취량의 10%를 초과하지 않도록 권장했지만 이러한 권장 사항이 천연 당분에는 적용되지 않았다.

천연 당분의 대표적인 식품으로 과일을 들 수 있다. 대부분 과일이 달게 느껴지는 이유는 당분 때문인데, 가끔 과일을 많이 먹으면 당분과 관련하여 우려하는 경우가 있다. 과일에 있는 천연 당분은 머리를 쓰고 몸을 움직이는 연료로 쓰인다. 오히려 천연 당분을 섭취하지 않으면 우리 몸이 필요로 하는 주요 에너지원 중 하나를 포기하는 셈이 된다. 또한 과일 섭취를 통해 식이섬유, 단백질, 비타민, 미네랄 등의 영양소를 얻을 수 있다. 물론 아무리 좋은 식품이라도 과다하게 섭취하면 안 좋은 영향을 불러 올수 있다. 천연 당분일지라도 과다 섭취하면 혈당 수치를 높이며 인슐린 저항성(insulin resistance, 혈당을 낮추는 호르몬인 인슐린에 대한 신체의 반응이 감소하여 근육 및 지방 세포가 포도당을 잘 섭취하지 못하게 되고, 이를 해결하고자 더욱 많은 인슐린이 분비되어 여러 문제를 유발하는 것을 의미)을 유도하여 복부비만의 원인이 될 수 있다.

당분과 관련해서 생기는 문제 대부분은 첨가당에서 발생할 수 있는데 첨가당을 대표하는 식품으로 설탕을 들 수 있다. 앞서 필자가 한국인을 당분 없이 못 산다고 평했는데 그에 따른 증거가 설탕이다. 한 예로 우리나라 일일 당분 섭취량 중 대부분이 설탕에서 발생한다고 볼 수 있다.

설탕은 값이 싸고 저장도 쉽다. 우리 일상 어디에서든 발견할 수 있다. 어떠한 음식이든 설탕만 넣으면 달콤하고 맛있다고 표현할 정도로 만능 조미료이기도 하며, 일시적이지만 에너지를 불러일으키게도 한다. 필자가 어릴 때 감기 기운이 있거나 몸에 힘이 없으면 어머니가 설탕을 따뜻한 물에 풀어주셨는데 그 물을 마시면 없던 감기마저 낫는 느낌이 들었다. 이러한 설탕의 효과들은 중독성을 불러일으키는데, 이 중독성이야말로 여러 단계의 병리학적 변화를 거쳐 뇌졸중을 유발하는 요인으로 발전할 수 있다.

그런데 설탕은 다당류인 과일과는 달리 단당류에 속한다. 일반적으로 다당류는 식품을 통해 섭취된 탄수화물이 여러 단계의 소화기관을 거친 뒤 포도당의 형태로 소화되지만, 단당류는 특별한 소화 단계를 거치지 않고 우리 몸에 바로 흡수된다. 이는 혈당과 중성 지방을 높여 뇌졸중 발생 위험도를 높이는 역할을 한다. 우리 몸은 일시적으로 오른 혈당을 다시 끌어내리기 위해 많은 양의 인슐린이 빠르게 분비되는데, 혈당치가 급속하게 오르락내리락하기 때문에 집중력도 떨어져 쉽게 피곤해진다. 또한 설탕은 흡수가 빨라 일정 시간이 지나면 허기와 공허감을 느끼게 만들어 과식을 유도한다. 그리고 위액의 분비를 지나치게 촉진하여 억지로 위를 팽창시켜 위경련까지 유발시킬 수 있다.

설탕이 비만, 혈압, 뇌졸중 등 각종 성인병의 원인으로 지목되면서 기존 설탕의 단맛을 내던 설탕, 물엿, 조청을 대신해 단맛은 내면서도 칼로리가 낮은 올리고당, 무가당, 결정과당, 저칼로리 감미료 등이 주목받고 있다. 예를 들어 결정과당은 옥수수에서 순수 과당만을 추출한 설탕 대용 감미료로 단맛이 상쾌하고 깔끔한 편에 속한다. 감미도가 설탕보다 1.5배 높아서 설탕보다 적은 양만 사용해도 단맛을 충분히 살릴 수 있다. 혈당 지수 또한 기존 설탕의 1/3수준으로 낮아 건강에도 긍정적인 영향을 미친다. 설탕 대용으로 가장 인기 있는 올리고당도 감미도가 설탕의 50%지만 칼로리는 1/2에 불과하며 비피더스균의 증식에도 도움을 준다.

그러나 늘 그렇듯 과함을 언제나 주의해야 한다. 앞서 언급한 제품마저도 무분별한 믿음은 두지 않는 것이 좋다. '무가당', '무설탕'이라고 해서 설탕과 당이 전혀 없다고 볼 수는 없다. 식품위생법상 100ml 당 0.5g 미만일 때는 '무'를 사용할 수 있다. 또한 무가당은 인위적으로 설탕을 첨가하지 않았다는 의미일 뿐, 이미 당이 함유되어 있을 가능성도 존재한다.

설탕을 비롯한 과도한 당의 섭취로 인해 당뇨, 비만 등의 성인병을 가졌다면 반드시 전문 의료기관의 상담을 받아야 한다. 상담 후 기존의 설탕 대신 대체할 수 있는 적합한 감미료를 알려주며 설탕의 대사에 소모되는 비타민을 권장해줄 것이다. 중요한 것은 너무 늦어서는 안 된다는 점이다. 중독에서 벗어나기란 쉽지 않다. 왜냐하면 필자에게 진료 받으러 오시는 분들 중 적절한 시기에 오는 환자도 있지만, 이미 중독에 깊이 빠진 상태에서 오는 사람도 많았기 때문이다. 필자를 비롯한 의사들은 질병을 예방하고 치료를 하는 사람이지만 그곳까지 발을 내딛도록 하는 사람은 바로 자기 자신임을 잊어서는 안 된다.

기존의 식습관을 개선하자

뇌졸중을 예방하고 빠르게 회복하기 위해 아무리 좋은 음식을 많이 먹는다 하더라도 식습관을 교정하지 않으면 효과적이지도 효율적이지 못하다. 뇌졸중 예방을 위해서는 균형 잡힌 식생활이 될 수 있게 신경 써야 한다. 그러기 위해서는 한쪽으로 편중된 영양소 섭취에서 벗어나 다양한 영양소를 챙겨서 먹는 것이 중요하다. 음식만으로 부족하다면 건강 기능 식품도 도움이 될 수 있다. 이와 동시에 잘못된 식습관을 개선하거나 현재까지 건강 유지에 도움이 되었던 좋은 식습관을 꾸준하게 이어나가야 한다. 그중 누구나 할 수 있는 2가지 식습관을 안내하고자 한다. 앞서 이야기했듯 이미 잘 하고 있다면 꾸준하게 해 나가면 되고, 잘 되지 않고 있다면 다음 안내를 의지 삼아 다시 한번 시도해보길 바란다.

저염식을 추구해야 한다

지난해 젊은층 사이에서 '단짠단짠'이라는 용어가 유행했다. 처음에 들었을 때 단짝친구와 비슷한 의미인 줄 알았다. 나중에서야 달고 짠 걸 같이 먹거나 이어서 먹어야 음식이 맛있다는 의미임을 알았다. 예를 들어 달콤한 떡볶이와 짭쪼름한 간장 양념치킨을 같이 먹는 것이다. 물론 이렇게 먹으면 맛있을 수밖에 없을 것이다. 자극적인 맛에 중독된 사람일수록 더욱 그러할 것이다. 그러나 건강에서는 그다지 추천할 수 없는 조합이다. 특히 '짠'은 신중히 고려해볼 필요가 있다. 이왕 먹을 거라면 '단짠단단'

이 조금 더 나을 수 있다.

짜다는 것은 일반적으로 소금과 깊은 관련성을 가진다. 소금은 생체를 유지하는 데 필수인 만큼 중요하며, 밍밍한 음식도 소금을 조금만 뿌리면 맛이 살아나는 최고의 조미료이다. 소금 섭취량이 부족하면 소화액의 분비가 적어져서 식욕이 떨어지기도 한다. 다만 소금이 가진 '나트륨'은 건강에 빨간불을 불러온다. 사실 이 부분을 모르는 사람은 거의 없을 것이다. 그럼에도 우리는 소금과 떼려야 뗄 수 없는 관계를 가진다. 한 예로 WHO에서 권장하는 일일 소금의 섭취량은 5g이지만 한국은 무려 13.5g을 섭취한다. 짠 음식이 많다고 알려진 미국은 8.6g, 이웃 나라 일본은 10.7g이다. 참고로 우리가 살아가기 위해 필요한 소금의 양은 고작 1.3g이면 족하다.

상황이 이렇게 된 것은 전통적인 식문화와 깊은 연관성이 있다. 예로부터 이어온 한국의 전통 식문화인 김치와 젓갈, 찌개 문화 등을 통해 소금을 과도하게 섭취해 온 것이 습관으로 이어져 온 것이다. 게다가 최근의 서구식 식문화 또한 소금을 많이 함유한 가공식품이 많다.

장기간 과도한 소금을 섭취하면 혈액 속의 나트륨 농도가 증가한다. 그 농도를 일정하게 유지하기 위해서 많은 수분이 혈액으로 들어가게 되어 고혈압의 원인이 된다. 혈관 내막을 손상시키고 섬유화를 일으켜 혈관 수축력에 문제를 일으키며, 이는 혈관 질환으로 이어져 뇌졸중, 심근경색 등의 발생 확률을 높인다. 또한 위세포를 자극하고 염증을 일으켜 위암을 일으키는 균으로 알려진 헬리코박터균의 성장과 활동을 촉진한다는 연구 결과도 있다. 이처럼 나트륨의 과다 섭취는 위암, 고혈압, 골다공증, 신장병(요로결석), 기관지 천식 악화, 피로와 부종 등의 질환을 불러오는 주요인이 될 수 있으므로 주의를 요한다.

저염식 생활을 위해서는 사람들이 주로 먹는 제품 중 나트륨 함량이 높은 것을 하나씩 멀리하거나 그 자체의 소금 양을 줄이는 노력이 필요하다. 한국보건산업진흥원의 국민 영양 통계 보고에 따르면 우리나라 국민들의 나트륨 섭취에 크게 기여하는 음식은 배추김치, 라면, 된장국, 미역국, 총각김치, 김치찌개, 장아찌, 된장찌개 순이었다. 특히 국과 찌개 등 국물 음식은 건더기보다 국물에 나트륨이 다량 함유되어 있음을 유의해야 한다. 특히 라면을 비롯해 각 계절에 즐기는 짬뽕, 칼국수, 우동, 냉면 등의 국물에는 상당량의 나트륨이 포함되어 있다. 예를 들어 라면 1개와 과자 1봉지를 먹을 경우 일일 나트륨 권장량의 거의 절반인 3g의 나트륨을 섭취하는 셈이다.

평소에 즐겨먹던 '짠맛'을 입에서 멀리하기란 어렵다는 것을 잘 안다. 앞의 내용이 갑자기 나트륨을 줄이라는 의미가 아님을 알아야 한다. 만약에 도저히 그러기가 쉽지 않다면 하루 30분 이상씩 유산소 운동을 비롯한 규칙적인 운동을 하고 물을 평소보다 더 많이 마셔야(하루에 공복에 총 8컵 정도) 한다. 짠맛을 포기할 수 없어 뇌졸중에 걸리는 것보다는 훨씬 쉬운 노력일 것이다.

아침밥을 먹는 습관이 필요하다

최근에 젊은 층에서는 아침밥을 먹지 않는 사람이 증가하고 있다. 이를 증명하듯 한 통계에 따르면 만 12~18세 아침밥 결식률은 39.5%, 만 19~29세는 무려 54%에 달했다. 아마도 아침밥 먹을 시간에 10분이라도 더 자겠다는 의지도 있겠지만, 어느 순간부터 아침밥을 안 먹는 습관이 생겨서일 것이다. 누군가는 아침밥을 먹으면 괜히 속이 더부룩하다고도 말하며 아침밥을 거부하기도 한다. 아침밥을 챙겨 먹는 사람도 저녁을 늦게 먹으며 과식을 했거나 야식을 먹었다면 아침밥 대신 잠을 택할 것이다. 만약에 다이어트를 한다면 탄수화물 섭취를 최소화하기 위해 의도적으로 아침밥을 피하기도 할 것이다.

그런데 아침밥은 두뇌활동에 필요한 에너지를 공급하기 위해서 꼭 필요하다. 아침밥을 먹지 않으면 전날 저녁부터 다음 날 점심까지 최소 12시간 이상은 몸에 별다른 영양소가 공급되지 않는다. 그렇게 되면 뇌 기능이 현저히 떨어진다. 뇌가 활동하려면 산소와 포도당이 필요하다. 포도당은 외부 식품에서만 얻을 수 있는데 공급된 포도당은 약 12시간이 지나면 소멸한다. 아무리 저녁을 많이 먹었다고 해도 아침에 포도당이 제대로 공급되지 않는 이유이다. 사탕이나 초콜릿 등으로 일시적 충전이 가능하지만 이런 당질은 소화 흡수가 빨라서 말 그대로 일시적인 효과만 있다. 뇌가 원활히 돌아가지 않으면 업무를 비롯한 하루의 행동에 여러 제약이 발생한다. 아침밥을 꼭 먹어야 하는 중요한 이유이다.

아침밥은 뇌졸중을 예방하기 위해서라도 꼭 챙겨먹는 게 좋다. 일본 국립암센터 연구팀은 성인남녀 약 8만 명을 대상으로 일주일에 아침밥 먹는 횟수를 달리하여 뇌졸중과의 관련성을 13년 동안 조사했다. 이 중 약 4%에 해당하는 3,772명이 뇌졸중을 일으켰는데, 이들을 조사한 결과 일주일에 아침밥을 0~2회 먹는 그룹은 매일 먹는 그룹보다 뇌졸중 위험도가 18% 높았으며, 뇌출혈 위험도도 아침을 거르는 횟수가 많을수록 높았다. 그러한 데는 뇌졸중을 불러일으키는 고위험 인자와 연관성이 있다.

아침밥은 비만과 관련이 있다. 아침밥을 거르면 점심이나 저녁 식사량이 늘어날 확률이 높고 고열량 간식을 먹을 확률도 높다. 우리 몸은 굶거나 한 끼를 덜 먹으면 음식을 먹지 않는 밤과 비슷한 상태로 인식해서 당 흡수를 늘리고 간에서 콜레스테롤을 더 많이 만들어낸다. 그리고 다음에 음식이 다시 들어오지 않을 때를 대비해서 콜레스테롤을 미리 저장하며, 체지방도 늘리는 방향으로 변화하게 된다. 즉, 열량이 모자란다고 판단하면 몸은 지방을 더 축적하려는 경향이 생기는 것이다. 축적된 지방은 규칙적으로 운동을 하지 않으면 비만으로 이어지는 교두보 역할을 한다. 또한 에너지를 채우기 위해 식사 메뉴를 고르다 보면 열량은 높되 필수 영양소를 골고루 섭취하지 못하는 질이 낮은 식단을 선택할 수도 있다. 실제 여러 연구에서 성인, 아이 구분 없이 아침을 먹은 그룹보다 아침을 먹지 않은 그룹이 과체중이거나 비만일 확률이 높았다. 오히려 아침을 먹지 않았을 경우 고열량 간식을 먹을 확률도 높다고 밝혔다.

아침밥을 거르면 대사 질환을 유발할 위험이 커지는데 아침을 먹는 사람들보다 거른 사람들이 대사증후군의 위험도가 약 20% 높은 것으로 알려졌다. 또한 당뇨병 유발 확률도 약 20% 정도 높아진다. 아침을 먹지 않으면 혈당을 높이는 호르몬인 글루카곤과 코르티솔의 분비가 상대적으로 늘어난다. 두 호르몬의 분비가 과다해지면서 이런 현상이 반복되면 인슐린의 기능이 떨어지게 된다.

그렇다고 저녁처럼 거창한 아침은 속도 부담스러울 뿐 아니라 대사증후군의 위험을 높일 수도 있다. 이런 것이 걱정되는 경우는 밥 반 공기에 몇 개의 반찬 정도면 된다. 칼로리는 낮고 포만감은 높은 식품으로 선택하면 아침과 점심, 점심과 저녁 사이에 고당류 식품 섭취를 효과적으로 줄일 수 있다.

만약에 밥을 챙겨먹을 시간이 되지 않는다면 대체재를 찾을 수 있다. 체질에 맞는 곡물을 선택하여 아침밥 대용으로 끼니를 삼으면 좋다. 필자는 오트밀을 추천한다. 귀리를 납작하게 만든 것으로 단백질 함량이 백미보다 약 2배 정도 높다고 알려졌다. 포만감은 느껴지되 속은 부담스럽지 않다. 그보다 더 간단하게 먹고 싶다면 위벽, 위의 점막을 보호하는 녹말 성분이 많은 감자나 칼로리가 낮으면서도 단백질이 풍부한 달걀도 좋은 선택이다. 가끔 우유로 식사를 대체하는 경우도 있는데 빈속에 우유는 위산 분비를 촉진하므로 위가 상할 수 있다. 대신 우유 한 잔에 곡물 시리얼, 미숫가루 등을 같이 갈아 마시면 어느 정도 보완을 할 수 있다.

한의학에서는 인체에 12가지의 경락이 있다고 본다. 그중 오전 7~9시까지는 위장을 담당하는 '족양명위경(足陽明胃經)'이 가장 활발하게 활동한다. 즉, 한의학에서 보는 가장 좋은 식습관 중 하나는 위가 활발히 움직이는 오전 7~9시 사이에 아침 식사를 하는 것이다. 아침밥만 잘 먹어도 뇌졸중을 예방할 수 있다는 점을 잊지 않기를 바란다.

P
A
R
T

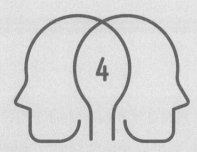

4

생활습관, 모든 질병을
예방하다

생활습관의 중요성

생활습관은 한 사람의 24시간에 대한 기록이라고 할 수 있다. 기록에는 특별한 행동도 담겨 있지만 대부분의 행위는 먹고, 자고, 쉬고, 일하는 등 매일 같은 일상의 반복이 주를 이룬다. 그러한 일상의 반복에는 늘 습관이 함께한다. 생활습관이란 의도했건 의도치 않았건 비슷한 행위를 지속해서 하다 보면 자연스럽게 몸에 배인 행위들을 말한다. 그렇게 발생한 습관에는 좋은 부분도 있을 것이며, 좋지 않은 부분도 있을 것이다. 좋지 않은 습관이 상대적으로 많다고 해서 잘못된 삶이라 말하긴 어렵지만, 단언컨대 건강하지 못한 삶이라고는 말할 수 있다.

이외로 삶을 살아가는 데 있어서 건강을 최우선으로 놓지 않는 사람들이 많이 있다. 건강보다 돈, 사랑, 가족 등 가치관의 차이에 따라 대신할 부분은 많기 때문이다. 그러나 건강이 1순위가 아닌 사람일지라도 건강이 중요하다는 사실은 모두가 알고 있을 것이다. 그렇기에 우리는 건강에 영향을 미치는 잘못된 습관을 개선할 필요가 있다.

『동의보감』의 저자 허준은 사람들이 섭생(생활습관)을 잘해서 자신의 몸을 관리하는 것을 우선으로 삼았으며, 생활습관만으로 해결이 되지 않는다면 치료를 하자는 주의였다. 한의학의 사상체질 의학을 창시한 이제마는 『동의수세보원(東醫壽世保元)』 '광제론(廣濟論)'에서 평소의 체질적 건강 관리와 사회생활 속에서의 심신 수양을 강조했다. 서양의학의 시조로 일컬어지는 히포크라테스는 병에서 회복하고자 하는 능력을 피지스(physis)라고 불렀으며, 그에게 치료란 인간이 본래부터 가진 자연 치유 능력을 더욱 강화하는 것이었다. 한의학 사상체질 의학의 창시자인 이제마와 서양의학의 아버지로 불리는 히포크라테스는 모두 의사가 환자를 치료할 때 질병만 보아서는 안 되고 반드시 '질병과 환자', '부분과 전체'를 함께 통합해서 봐야 한다고 강조했다. 즉, 동·서양을 막론하고 질병의 예방과 치료에 있어서 생활습관이 아주 중요함을 강조한 내용이다. 이는 많은 것이 편리해진 대신 그만큼 질병적 요소가 많은 현대사회에서 더욱 깊이 있게 생각해야 한다.

기본적으로 건강에 나쁜 영향을 미치는 생활습관을 바꾸는 것만으로도 각종 질환을 예방할 수 있다. 물론 오래된 습관을 몸에서 멀리 떠나보내기란 아주 어려운 일임을 잘 안다. 그것이 건강에 좋지 못한 생활습관임을 스스로 알고 있을지라도 말이다. 필자가 전하려 하는 바는 거대한 무언가를 바꾸라는 의미가 아니다. 아주 사소한 1%의 생활습관만 바꾸면 된다. 그 1%의 생활습관에 의해 적게는 수년에서 많게는 수십 년까지 건강 수명이 늘어날 수 있다.

필자에게 방문하는 환자들 중에는 아무도 예상치 못한 '사고'를 겪은 사람도 있지만, '습관'에 의해 예고된 질환을 가져오는 사람이 더욱 많다. 그러면 필자는 환자들에게 치료와 더불어 기존의 습관에서 개선이 필요한 부분들을 이야기한다. 이때 그들에게 모든 것을 바꾸라고 말하지 않는다. 그 사람의 의지로 개선이 가능한 것, 가지고 있는 질병과 깊은 관련이 있는 것, 현재는 아니더라도 차후에 관련 질환을 불러올 확률이 높은 부분을 이야기한다. 담배를 줄이거나 소금의 양을 줄이거나 틈날 때마다 운동을 하거나 패스트푸드 음식을 덜 먹거나 잠을 제때 자거나 부정적인 생각을 버리는 등에 관한 이야기이다.

물론 전문가인 필자가 말할지라도 쉽게 변화를 불러올 수 없음을 잘 안다. 며칠 동안은 개선하려 노력하지만 대부분 얼마 지나지 않아 원래의 모습으로 돌아온다. 세 살 버릇 여든까지 간다는 말은 괜히 나온 속담이 아니다. 그러나 자신의 질환에 대해 심각성을 깨닫거나 작은 증상을 느꼈을 때인 '이때'를 기준으로 자신의 건강을 챙겨보겠다고 결심하는 사람들은 생활습관을 개선하기 위해 노력한다. 그들의 노력이 미래에 어떠한 결과로 이어질지는 누구도 알 수 없다. 하지만 적어도 노력하지 않는 사람보다는 건강한 미래를 맞이할 수 있음을 확신한다.

생활습관이 뇌졸중에 미치는 영향

뇌졸중은 일반적으로 매우 위험하고 예고 없이 발생하므로 대처가 힘들다고 알려져 있지만, 실제로는 원인이 분명하므로 예방과 대처가 가능한 질병이라고 할 수 있다. 그런 점에서 생활습관이 그 무엇보다 중요하다고 볼 수 있다. 뇌졸중이라는 질병 자체는 일단 발병하면 치료가 쉽지 않다. 치료가 잘 되었다고 하더라도 후유증이 남게 된다. 그렇기에 평소에 뇌졸중이 발병하지 않도록 예방하는 게 필자가 알고 있는 최선이자 최고의 방법이다. 뇌졸중은 평소에 생활습관을 잘 지키고 올바르게 대처하면 충분히 예방할 수 있는 질병이다.

뇌졸중에서 생활습관이 중요한 이유는 크게 두 가지를 들 수 있다. 한 가지는 시대의 변화이다. 기존에 뇌졸중은 교통사고와 같은 특수한 경우가 아니라면 노년이 되어서야 찾아오는 뇌질환으로 여겼다. 다시 말해 시간의 흐름에 따른 노화와 오랜 시간 지녔던 각종 질환들이 뇌졸중으로 연결되는 것으로 보았다. 그런데 최근 들어 젊은 층에서 뇌졸중 발병이 증가하고 있다. 여러 연구에 따르면 주요 원인으로 비만, 흡연 등이 거론된다. 또한 서구화된 식습관의 변화, 만병의 근원이라 불리는 각종 스트레스, 운동 부족 등과 직접적인 연관이 있다.

점심시간조차 제대로 활용하기 힘든 바쁜 현대인들이 선택할 수밖에 없는 음식은 영양소가 골고루 들어간 제대로 된 음식이 아닌 패스트푸드, 도시락 등 10분이면 식사 한 끼를 끝낼 수 있는 간편한 음식으로 대체되고 있다. 또한 잠잘 시간도 마땅치 않은 사람들에게 운동하는 시간은 사치에 가까우며, 스트레스를 풀 곳은 담배와 술뿐인 게 현실이다. 이러한 일상이 지속되면 뇌를 지배하는 것은 긍정적인 사고가 아닌 부정적인 사고로 가득 차버리게 된다.

이러한 점에서 기존의 뇌졸중이 노화로 인한 자연적인 질환으로 볼 수 있었다면 현대의 뇌졸중은 잘못된 생활습관의 지속화로 발생한 질환으로 여길 수 있다. 어쩌면 자신의 마음가짐에 따라 생활습관이 달라질 수 있기에 인위적인 질환으로도 볼 수 있다.

뇌졸중의 발병 원인 중 또 다른 한 가지는 자식에게 부모의 생활습관 대부분이 이어지기 때문이라는 점이다. 앞서 뇌졸중은 가족력에도 영향을 받을 수 있다고 말했다. 1~2촌 이내에 뇌졸중 가족력이 있는 경우는 가족력이 없는 사람보다 약 1.3배 뇌졸중의 발생 가능성이 증가한다. 하지만 이것은 약간의 위험성이 높다는 뜻이며 모든 자녀에게 유전된다는 의미는 아니다. 만약 가족 중에 뇌졸중 병력이 있다면 고혈압, 당뇨병 등에 대한 검진을 철저히 하고 금연, 운동 등 생활습관 개선에 특히 신경을 써야 한다. 그리고 과거 뇌졸중에 걸렸던 사람들의 경우 가족력이 있으면 재발률이 높아진다. 국내 한 병원의 연구 결과에 의하면 뇌졸중이 한 번 발생했던 환자의 가족, 특히 형제자매 중 뇌졸중 환자가 있고 환자의 나이가 젊을수록 재발률이 높다고 알려져 있다.

그런데 생활습관은 이러한 가족력보다 더 직접적으로 연관이 있다고 할 수 있다. 부모는 자녀의 거울이다. 한 예로 뇌졸중의 고위험 요인인 비만을 들 수 있다. 부모가 비만인 사람은 자녀도 비만으로 이어질 확률이 높다. 운동습관은 의지의 영역이라 할지라도 식습관과 생활습관은 전반적으로 닮을 수밖에 없기 때문이다. 식탁 위에 놓인 반찬이 고지방류로 이루어져 있거나 식사하는 시간이 불규칙하고 늦거나 야식을 시켜먹거나 패스트푸드를 좋아하는 등 부모의 식습관이 보통 자녀에게 상류에서 하류로 흐르듯 그대로 흘러 들어오기 때문이다. 부모가 스트레스를 받을 때마다 폭식을 하거나 폭음을 한다면 자녀도 이후에 그렇게 할 가능성이 높다. 잘못된 생활습관은 자신의 건강뿐만 아니라 사랑하는 자녀의 건강까지 해친다는 사실을 잊어서는 안 된다. 자녀가 일정 나이가 될 때까지 자녀의 건강을 챙길 수 있는 대상은 대부분 부모의 몫이다.

생활습관은 그 어느 것보다 긴 시간과 노력이 필요하다. 꾸준함 없이는 습관으로 정착되기 어렵다. 갑작스러운 행동이 몸과 마음에 영향을 끼칠 수 있지만 일시적일 뿐이다. 건강을 위해서라면 습관을 만드는 지난한 시간을 견뎌야 한다. 순리를 거슬러 노화를 막을 순 없어도 노화를 늦출 순 있다. 그 역할을 하는 게 생활습관임을 잊지 말자.

스트레스 관리가 필수이다

　스트레스(stress)는 인간이 신체적·심리적으로 감당하기 어려운 내·외부 자극을 받았을 때 발생하는 생체반응이다. 살면서 별다른 질병을 가지지 않는 사람은 있을지라도 스트레스가 없다고 말하는 사람은 단언컨대 없을 것이다. 현대인은 자의든 타의든 스트레스와 공존하며 살아가고 있다. 각자가 느끼는 스트레스의 양이 어느 정도인가와 스트레스를 어떻게 받아들이고 어떻게 해소하느냐의 차이일 뿐이다. "팽팽하게 죄다·좁다."는 뜻을 가진 라틴어 '스티릭투스(strictus)·스트링제레(stringere)'에서 유래한 스트레스는 캐나다 몬트리올대학교 한스 휴고 브루나 젤리에 박사가 1936년 의학용어로 사용하기 시작했다. 한스 박사에 따른 스트레스의 정의는 '개인에게 의미 있는 것으로 지각되는 외적·내적 자극'이었다.

한스 박사가 살아 있는 쥐를 대상으로 스트레스에 대한 신체적·생리적 반응을 연구한 자료에 의하면 1946년에 스트레스가 '질병을 일으키는 주요 원인'이라고 발표했다. 그리고 이어서 삶에 긍정적으로 작용하는 스트레스는 '유스트레스(eustress)', 부정적인 영향을 끼치는 스트레스는 '디스트레스(distress)'라고 규정했다.

사람들 대부분은 스트레스를 부정적으로 바라본다. 누군가 그러지 않았는가. 스트레스는 만병의 근원이라고. 당연한 말이지만 만병에는 뇌졸중도 속한다. 스트레스를 받으면 면역력이 감소하여 체내에서 발생하는 각종 문제에 제대로 대응하지 못한다. 만약 스트레스가 해소되지 못하면 인체의 긴장 상태를 유지하는 교감 신경계가 항진

되어 코르티솔(cortisol), 아드레날린(adrenalin), 노르아드레날린(noradrenalin) 등의 스트레스 호르몬이 분비된다. 특히 노르아드레날린은 강한 혈압 상승 역할을 하는 신경전달 물질로 자연계에 존재하는 독으로는 뱀 독 다음으로 강한 강력한 독성을 가지고 있다. 이러한 독성 때문에 문제에 제대로 대응하지 못하는 정도가 아니라 무방비 상태에까지 이르게 된다.

한의학적으로는 스트레스를 받으면 기(氣)와 혈액이 가슴에 뭉치거나 머리로 몰리게 된다고 병리학적으로 설명한다. 스트레스를 받는 상황 자체가 기가 막히고 열이 난다는 의미이다. 혈액은 몸에서 기를 받아야 순환이 되는데, 다시 말하면 기가 혈액을 끌고 가서 필요한 조직과 세포에 혈액 속의 영양분과 산소를 공급하는 것이다. 그런데 스트레스로 인해 기가 울체되어 막히게 되면 혈액이 돌 수 없게 된다. 이런 상황에서 우리 몸이 억지로라도 혈액을 순환시켜서 산소와 영양분을 공급하기 위해 심장의 박동을 높이게 되면 고혈압으로 이어지게 된다.

결국 한의학의 관점이든, 서양의학의 관점이든 스트레스로 인해 발생한 질환들은 뇌졸중 유발의 고위험 요인이 된다는 것은 공통적이다. 중요한 것은 스트레스로 인해 뇌졸중이 발생하면 또 다른 스트레스가 발생한다는 점이다. 즉, 스트레스가 스트레스를 불러오는 악순환의 고리에서 빠져나오지 못한다는 것이다. 이것이 스트레스로 인해 죽음까지 이르게 되는 이유이다.

그런데 누군가는 스트레스를 긍정적으로 여기기도 한다. 스트레스는 최소한의 긴장을 유발하므로 스트레스를 삶의 동력으로 삼는 것이다. 테니스 경기에서 상대에게 져서 스트레스를 받았다면 그 스트레스를 기반으로 더 열심히 연습하여 더 좋은 성과를 이루게 된다. 그러기 위해서는 스트레스의 총수치가 적정 수준으로 유지되어야 하며 상대적으로 높아지면 안 된다. 타고난 성향과 체계적인 훈련을 통해 큰 스트레스도 동력으로 삼는 사람이 있지만 보통의 사람들에게는 불가능한 영역에 가깝다. 성인 군자라 하더라도 과다한 스트레스를 순수한 긍정성으로 받아들이긴 어렵다.

그렇다면 과다한 스트레스를 긍정적인 관점으로 전환할 수 있게 적정 수준으로 낮추는 건 어떠할까? 그렇게만 된다면 만병의 근원인 스트레스도 우리 삶에 도움이 될 여지가 생길 수 있다. 실제로 필자를 찾아온 환자들 중에 스트레스 해소법만 찾았을 뿐인데 오랜 시간 앓고 있던 각종 질환들이 조금씩 나아지거나 처음부터 없던 것처럼 돌아간 사람들도 있다. 특별한 약을 복용한 것도 아니었다. 단지 자신이 느낀 스트레스를 온전히 받아들였고 그에 따른 자신만의 해소법을 찾았을 뿐이다.

그런 점에서 적극적인 스트레스 관리가 필요하다. 스트레스를 제대로 관리하면 인체를 편안한 휴식상태로 빠지게 하는 부교감 신경계를 활성화시켜 도파민, 세로토닌, 엔도르핀, 옥시토신 등 인체에 유익한 호르몬이 분비될 수 있다. 그중에서도 뇌와 뇌하수체에서 생성되는 내인성 모르핀인 베타 엔도르핀(beta-Endorphin)은 가장 긍정적인 효력을 나타내는 물질로 면역력 증진뿐만 아니라 진통

효과도 아주 뛰어나다. 이러한 물질들이 방출되면 몸과 마음이 건강해질 뿐 아니라 뇌졸중의 예방에도 도움이 된다. 중요한 건 일회성이 아닌 지속성의 관점에서 스트레스를 해소할 수 있도록 해야 한다는 점이다. 이러한 과정 자체가 또한 어느 누군가에게는 스트레스가 될 수 있다. 그러나 행동하지 않고 스트레스를 그저 방치하는 것보다는 훨씬 나을 것이다. 적어도 뇌졸중이 발생하는 확률은 줄어들 수 있다.

스트레스를 어떻게 관리할까

스트레스를 본격적으로 관리하기 전에 자가진단을 가볍게 한 번 해보고자 한다. 따라서 여기서는 일상생활이나 직업 환경에서 경험하는 스트레스 정도를 본인 스스로 진단해볼 수 있는 체크리스트를 소개하고자 한다. 우선 독자들도 먼저 아래 체크리스트를 작성해서 총점을 매겨 보기 바란다. 4~5번 항목과 7~8번 항목에서는 순서가 ④

[스트레스 자각척도(PSS)]

다음 문항들은 최근 1개월 동안 당신이 느끼고 생각한 것에 대한 것입니다. 각 문항에 해당하는 내용을 얼마나 자주 느꼈는지 표기해주십시오.

1. **예상치 못한 일 때문에 당황했던 적이 얼마나 있습니까?**

   ⓪ 전혀 없었다.　　　① 거의 없었다.　　　② 때때로 있었다.
   ③ 자주 있었다.　　　④ 매우 자주 있었다.

2. **인생에서 중요한 일들을 조절할 수 없다는 느낌을 얼마나 경험하였습니까?**

   ⓪ 전혀 없었다.　　　① 거의 없었다.　　　② 때때로 있었다.
   ③ 자주 있었다.　　　④ 매우 자주 있었다.

3. **신경이 예민해지고 스트레스를 받고 있다는 느낌을 얼마나 경험하였습니까?**

   ⓪ 전혀 없었다.　　　① 거의 없었다.　　　② 때때로 있었다.
   ③ 자주 있었다.　　　④ 매우 자주 있었다.

4. 당신의 개인적 문제들을 다루는 데 있어서 얼마나 자주 자신감을 느꼈습니까?

    ④ 전혀 없었다.   ③ 거의 없었다.   ② 때때로 있었다.
    ① 자주 있었다.   ⓪ 매우 자주 있었다.

5. 일상의 일들이 당신의 생각대로 진행되고 있다는 느낌을 얼마나 경험하였습니까?

    ④ 전혀 없었다.   ③ 거의 없었다.   ② 때때로 있었다.
    ① 자주 있었다.   ⓪ 매우 자주 있었다.

6. 당신이 꼭 해야 하는 일을 처리할 수 없다고 생각한 적이 얼마나 있었습니까?

    ⓪ 전혀 없었다.   ① 거의 없었다.   ② 때때로 있었다.
    ③ 자주 있었다.   ④ 매우 자주 있었다.

7. 일상생활의 짜증을 얼마나 잘 다스릴 수 있었습니까?

    ④ 전혀 없었다.   ③ 거의 없었다.   ② 때때로 있었다.
    ① 자주 있었다.   ⓪ 매우 자주 있었다.

8. 최상의 컨디션이라고 얼마나 자주 느꼈습니까?

    ④ 전혀 없었다.   ③ 거의 없었다.   ② 때때로 있었다.
    ① 자주 있었다.   ⓪ 매우 자주 있었다.

9. 당신이 통제할 수 없는 일 때문에 화가 난 경험이 얼마나 있었습니까?

   ⓪ 전혀 없었다.   ① 거의 없었다.   ② 때때로 있었다.

   ③ 자주 있었다.   ④ 매우 자주 있었다.

10. 어려운 일들이 너무 많이 쌓여서 극복하지 못할 것 같은 느낌을 얼마나 자주 경험하였습니까?

   ⓪ 전혀 없었다.   ① 거의 없었다.   ② 때때로 있었다.

   ③ 자주 있었다.   ④ 매우 자주 있었다.

총점 _____

에서 ⓪으로 역순이니 잘 유의해서 합산하길 바란다.

스트레스 자각척도(PSS)는 앞에서 보듯이 10문항으로 이뤄진 체크리스트이다. 5분 이내에 본인이 직접 평가할 수 있도록 만들어져 국내에서도 표준화되어 있으며, 전 세계적으로 수십 년 동안 사용되어 왔다. 총점이 높을수록 스트레스가 높다고 볼 수 있다. 일반적으로 13~16점은 경도의 스트레스, 16~18점은 우울증·불안증 검사가 필요한 중등도의 스트레스를 의미하며, 18점 이상은 심한 스트레스를 의미하고 우울증·불안증 검사 및 정신 건강 전문가와의 면담이 필요한 상태로 볼 수 있다.

스트레스의 증상은 크게 신체적, 정신적, 행동적 증상이 구분되어 오거나 복합적으로 동시에 이루어지기도 한다. 신체적 증상으로는 두통, 오른쪽 명치 통증, 어지러움, 가슴 두근거림, 피로, 권태감, 설사, 변비, 식욕 부진, 소화불량, 뒷목과 어깨 쪽 근육 경직 등이다. 정신적 증상으로는 불안, 신경과민, 불면, 분노, 집중력 저하, 기억력 저하, 우울증 등이다. 행동적 증상은 스트레스로 인해 발생하는 행동을 말하며 손발톱 깨물기, 다리 떨기, 과음, 과식, 흡연, 욕설, 폭력 등이다. 앞서 실시한 자가진단 점수가 낮다고 해서 가벼운 증상만 발생하진 않지만, 점수가 높다면 심한 두통, 우울증, 불면, 기억력 저하, 폭력 등이 이루어질 수 있다. 다시 한 번 말하지만 점수가 높다면 병원을 방문해서 정확한 진찰을 받는 것이 좋다.

여기서 우리가 주의할 점은 스트레스의 관리와 해소를 같은 영역으로 생각해서는 안 된다. 관리와 해소는 엄연히 다르다는 점을 먼저 알아둘 필요가 있다. 해소는 일시적인 방편일 뿐이다. 스트레스는 관리가 적합한 개념이다. 스트레스를 잘 관리하는 방법으로 크게 두 가지를 들 수 있다.

첫째, 현재 자신이 스트레스에 어떻게 대처하는지를 알아야 한다. 즉, 스트레스의 발생지에서 자신의 태도를 지켜볼 필요가 있다. 원인은 무엇이고, 그 원인에 대해 자신은 어떻게 행동하고 있는지에 대해서이다. 단순히 스트레스를 받았다고 음주와 과식으로 그 문제를 해결하거나 회피하면 안 된다. 앞서 말했듯 음주와 과식은 스트레스를 일시적으로 피해가는 방법일 뿐이지 결코 근원적인 해결책이 될 수 없다. 원인을 확인하면 개선할 여지가 충분히 발생한다. 대신 최대한 객관적인 입장에서 접근하는 노력이 필요하다. 1인칭의 입장에서는 자신의 감정만을 바라

볼 수밖에 없다. 3인칭의 관점에서 타인의 감정과 그 상황을 분석하는 노력이 필요하다. 만약 스트레스 1위에 해당하는 인간관계가 원인이라면 상대와의 문제를 풀면 된다. 도저히 개선될 상황이 아니라면 그 원인으로부터 잠시 멀어지는 것도 좋은 방법이다.

둘째, 자신만의 시간을 가지는 것이다. 스트레스의 대부분은 자기 자신보다 어떠한 환경에서 발생한다. 온전한 자신만의 시간을 가짐으로써 스트레스를 관리할 수 있다. 바쁜 현대인이기에 많은 시간을 들일 필요는 없다. 하루에 1시간, 적어도 하루에 10분이면 된다. 이때는 새로운 취미 생활을 해도 된다. 글을 써도 되며, 그림을 그려도 된다. 운동은 혈액 순환을 활발하게 해주어 머리를 맑게 한다. 집 앞 산책길에서 뛰거나 헬스장에서 근력 운동을 해도 된다. 그러한 시간이 마땅치 않다면 집에서 가벼운 명상을 진행하면 된다. 명상을 할 때 주위에 목향, 곽향 등의 방향성 약재를 망사 주머니에 넣어서 놓아두면 몸과 머리가 상쾌해짐을 느낄 수 있다. 책을 읽으며 간단히 차를 한

잔 마셔도 괜찮다. 필자는 산조인차를 권장한다. 산조인차는 마음을 안정시키고 불면을 해소해주는 역할을 한다. 다른 것을 섞지 말고 산조인 30g을 타지 않게 잘 볶은 뒤 깨끗한 물 1L에 넣고 약한 불로 1시간 정도 끓여서 아침저녁으로 80ml씩 복용하면 더욱 좋다.

긍정적인 생각이 중요하다

　평소에 필자는 일체유심조(一切唯心造)라는 말을 아주 중요하게 생각한다. 모든 것은 오로지 마음먹기에 달려있다는 의미이다. 비록 원효대사처럼 해골바가지 속의 물을 대하는 마음가짐과는 조금은 다를지 몰라도 일상에서 수없이 되새기는 말이다.

　살다 보면 누구나 장애물을 만나게 된다. 목이 아플 정도로 장애물의 높이가 높을 수 있으며 장애물 앞에 쓰러져 다시는 일어나지 못할 수도 있다. 그런데 자신이 어떻게 마음가짐을 가지느냐에 따라 그 장애물의 높이와 크기는 달라질 수 있다. 필자도 짧지도 길지도 않은 생애를 살아오며 수많은 어려움을 만났다. 절대 넘지 못할 것만 같은 장애물을 만나기도 했다. 그럴 때마다 마음먹기에 따라 결과는 바뀔 수 있다는 마음으로 장애물을 대했다. 그러한 결과로 모든 것이 만족스럽다고는 말할 수 없지만 후회하지 않는 삶을 살고 있다고는 말할 수 있다.

의학적인 관점에서도 마찬가지이다. 이제마는 마음을 다스림으로써 질병을 치료하는 치심치병(治心治病)의 정신을 강조했다. 즉, 마음을 잘 다스리면 우리의 뇌와 몸도 건강할 수 있다. 환자들 중에서도 필자의 말을 진심으로 믿고 따르는 사람은 치료 효과가 좋은 반면에, 필자의 말을 반신반의하면서 제대로 치료하지 않는 사람은 치료 효과가 훨씬 떨어진다. 궁극적으로 질병은 환자 자신의 마음으로 고치는 것이다. 의사들은 환자의 치료를 돕는 역할을 하는 사람임을 상기해야 한다.

뇌졸중도 마찬가지이다. 분명 뇌졸중은 무서운 질환이

다. 살면서 피하길 바라는 병일지도 모른다. 뇌졸중에 걸리면 치료 상황에 따라 평생 후유증이 남을 수 있다. 후유증은 후유증을 불러와 깊은 어둠 속으로 빠질 수 있다. 그러나 뇌졸중도 하나의 장애물일 뿐이다. 어떻게 뇌졸중을 인식하고 대하느냐에 따라 장애물의 상태는 달라지게 된다.

긍정적인 생각의 중요성

환자가 기쁜 얼굴로 의사를 맞이한다. 의사는 조금 의아하지만 환자가 기쁘니 의사도 덩달아 기쁘다. 환자가 말하길 "선생님이 주신 약 덕분에 우울증이 다 나았어요."라고 한다. 그런데 그 의사는 더욱 의아하다. 왜냐하면 의사가 환자에게 준 약은 약국에서 흔히 볼 수 있는 종합비타민이었기 때문이다.

심리학 용어 중의 하나인 플라시보 효과(placebo effet)의 한 사례이다. 플라시보 효과란 의사가 가짜 약 혹은 꾸며낸 치료법을 환자에게 제안했는데, 약의 치료 성분과는 상관없이 환자의 긍정적인 믿음으로 인해 병세가 호전되는 현상이다. 심리적 요인에 의해 병세가 호전되는 현상이라 하여 위약(僞藥) 효과라고도 한다.

흔히들 긍정적인 생각이 삶에 도움을 준다고 말한다. 이를 달리 말하면 긍정적인 생각이 뇌졸중을 비롯한 각종 질환을 예방하고 빠르게 치료하는 데에도 도움을 준다는 의미이다. 이처럼 같은 현상을 두고도 어떻게 그 현상을 받아들이느냐에 따라 우리 몸의 호르몬은 다양한 방식으로 분비된다. 만약 현상을 긍정적으로 받아들이면 우리 몸에서는 엔도르핀 등의 유익한 호르몬이 분비되어 면역력을 높이고 건강에 긍정적인 영향을 미친다. 반면에 부정적으로 받아들였다면 코르티솔, 노르아드레날린 등의 호르몬이 분비되어 몸에 좋지 못한 영향을 미친다. 코르티솔은 스트레스 호르몬으로 불리며 우울증, 고혈압, 심장병, 편두통 등을 유발하고 면역력을 감소시키는 역할을 한다. 노르아드레날린은 자연계에 존재하는 독으로는 뱀의 독 다음으로 강한 독성이 있다고 알려졌으며, 스트레

스를 받으면 부신수질에서 분비되어 혈압을 급격히 상승
시키는 역할을 한다.

미국 세인트루크 병원의 한 연구에 따르면 긍정주의자
들은 그렇지 않은 사람에 비해 심장병으로 인한 합병증
위험이 35% 가량 낮았으며, 뇌졸중과 심장마비로 인한 사
망 위험도가 낮았다고 한다. 이는 특정 연령대와 성별이
아닌 전체에서 고르게 나타났다고 한다. 그러한 원인으로
긍정적인 심리는 신진대사 개선과 염증 감소 등으로 이어
졌으며, 자신의 질환에 조금 더 적극적으로 관심을 가지
고 대하면서 좋은 생활습관으로 이어졌기 때문이라고 밝
혔다.

그런데 아무리 긍정적인 생각이 건강에 좋다는 걸 절실
히 느낀다고 해도 타고난 성향이나 어릴 적 가족에 의한
배움이 아니라면 모든 일상을 긍정적으로 받아들이기는
어렵다. 무릇 사람이란 긍정적인 생각과 부정적인 생각이
공존하기 마련이고, 오히려 긍정적인 생각보다 부정적인
생각을 하는 게 평범한 인간일 것이다. 한 연구에 따르면

인간은 하루에 7만여 가지의 생각을 하는데, 그중 85:15 의 비중으로 부정적인 생각이 더 많다고 한다. 연구방법에 따라 비중의 수치는 달리 나을 수는 있지만 대부분 부정적인 생각이 더 많다는 점은 큰 차이가 없다. 연구결과를 믿지 않는다면 살아온 주변 환경을 되돌아보면 알 수 있다. '잘했어.'보다 '안 돼'가 많고, 칭찬과 격려보다 비난과 질타가 더 많은 게 어쩌면 우리가 살아가는 솔직한 세상인 것이다. 그런 환경 속에 있으면 긍정적인 사람도 부정적으로 바뀔 수밖에 없다.

긍정으로 전환하는 방법

부정에서 긍정적인 생각으로 전환시킬 수 있는 방법이 필요하다. 다양한 방식이 있겠지만 필자는 크게 세 가지를 강조하고자 한다.

첫째, 귀를 기울여야 한다. 우리는 늘 타인의 이야기에 귀를 기울여왔다. 지금부터는 자신의 생각과 마음에 귀를 기울여야 한다. 이것은 부정적인 사고를 제거하는 첫걸음으로 볼 수 있다. 사람은 본인 스스로가 주체이지만 가끔은 객관적인 시선으로 자신을 돌아보는 시간이 필요하다. 무엇을 하든지 자신의 상태를 점검해야 그 다음 단계로 이어갈 수 있다. 내면에 귀를 기울였을 때 부정적인 생각을 인지했다고 해도 괜찮다. 그에 맞는 해결책은 늘 준비되어 있다. 그것을 자신의 감정으로 받아들이고 인지하는 것이 중요하다. 그 과정을 통해 자신을 비롯해 눈앞에 놓인 다양한 현상을 객관적으로 볼 수 있는 눈을 기르고 객관적인 판단을 할 수 있는 힘을 길러야 한다. 그러기 위해서 오랫동안 닫혀있던 마음의 문을 조금 더 활짝 열어야 한다. 그래야만 생각과 판단의 폭을 넓게 가질 수 있고, 긍정적으로 현상을 바라볼 확률이 높아진다.

둘째, 감사하는 마음을 가지는 것이다. 돌이켜보면 유년시절에는 감사한 순간들이 참 많았다. 눈이 오면 즐겁게 뛰어놀 수 있는 순간이 감사했다. 그런데 어른이 된 지금은 어떤가. 차 막힐 걱정부터 하게 된다. 감사함을 잊고 살면 감사한 순간이 와도 어색하며 어떻게 표현해야할지 머뭇거리게 된다. 심리학자들은 오랜 연구를 통해 감사할 때 긍정적인 감정이 불러일으켜짐을 밝혀냈다. 물론 앞서 이야기한 긍정적인 호르몬의 분출과 동반하는 것이다. 예를 들어 감사하는 마음은 전전두엽을 활성화시켜 스트레스의 감소를 불러오며 행복감을 분출시켜 부정적이고 우울한 감정을 줄어들게 한다. 하지만 감사하는 습관은 한 번에 생기지 않는다. 어쩌면 자존심을 내려놓아야 할지도 모른다. 그러나 그 순간이 익숙해지면 자존심과는 별개의 문제가 된다. 상대를 존중하게 되고 상대를 존중하는 자신을 다시 바라보게 된다. 감사하는 마음이 잘 생기지 않는다면 감사일기를 작성해보기를 권장한다. 무엇을 적는지는 정해진 것이 없다. 예를 들어 아침에 일찍 일어났음에 감사하고, 아침밥을 맛있게 먹었음에 감사하고, 제 시간에 편히 잘 수 있음에 감사하는 마음을 기록하면 된다. 아무것도 아닌 일상에서의 감사함이 자연스러워지면 상대의 행동과 눈앞에 놓인 수많은 현상에 감사함이 동반되게 된다.

셋째, 많이 웃는 것이다. 흔히들 웃음이 명약이라고 한다. 웃음은 긍정적 감정과 직접적으로 연관되는 행위이다. 웃음을 통해 심신이 건강해질 수 있으며 삶의 질을 높일 수도 있다. 여러 연구 결과 웃음은 일정 운동과 맞먹는 효과가 있음이 밝혀졌다. 한 예로 10초 이상 길게 소리 내어 웃으면 칼로리 소비뿐만 아니라 신체 내부 장기를 튼튼하게 하는 데에도 도움을 준다. 크게 웃으면 광대뼈 주위의 근육이 자극을 받아서 광대뼈 주위의 혈액과 신경이 뇌하수체를 자극해 엔도르핀 등의 호르몬 분비를 촉진한다. 광대뼈의 신경은 심장 위의 흉선을 자극하여 백혈구의 일종인 T림프구를 활성화시킨다. 이는 심혈관계 질환을 치유하는 화학물질이 혈관을 통해 유입되도록 하여 혈관 질환을 예방하며 면역체계를 강화한다. 또한 스트레스 호르몬인 코르티솔을 억제하여 부정적인 감정을 완화시킨다. 물론 늘 웃음을 잃지 않는다는 건 모든 것에 감사하는 마음을 갖는 것만큼이나 어렵다. 특히 어른이 되면서 웃을 일이 점차 줄어드는 게 사실이다. 한 통계에 따르면 인간의 평균수명을 80세로 보았을 때 한 사람이 평생 웃는 시간은 고작 89일뿐이었다. 웃으려 노력해보자. 억지 웃음도 진짜 웃음의 90%가량의 웃음 효과가 있다는 연구 결과가 있다. 처음에는 억지웃음일지라도 점차 자연스러운 웃음으로 바뀔 것이다. 한 연예인이 자주 하는 말 중에 "행복해서 웃는 게 아니다. 웃어서 행복한 거다."라는 말은 결코 틀린 말이 아니다. 지금 이 순간이 행복하지 않더라도 웃음으로써 행복과 더불어 긍정적인 생각을 불러올 수 있다.

비만에서 벗어나야 한다

나이가 들수록 거울을 보면 얼굴 살은 그대로이거나 빠졌는데 유독 뱃살만 찐 경우를 볼 수 있다. 흔히들 나잇살이라고 에둘러 표현하지만 명확히 말하면 그냥 살이 찐 것이다. 그 모습을 보고 있으면 조금은 우울한 기분이 들기도 하는데 누구에게나 해당될 수 있는 이야기이다. 만약 그때가 연말쯤이라면 새해 계획 1번으로 운동을 적을 확률이 높다. 그러나 대부분 알다시피 계획은 계획에 머무는 경우가 많다. 혹여 살을 빼기 위해 운동을 시작했다고 해도 바쁜 일상이란 핑계로 금방 운동을 그만두는 경우가 허다하다. 다시 한 번 거울을 보며 살이 쪘다고 판단되어 운동을 시작하고 다시 그만두고, 다시 운동하고 다시 그만두는 무한 악순환에서 헤어 나오지 못할 것이다.

혹자는 말한다. 다양성이 존중받는 시대에 살이 찐 것이 뭐가 그리 대수인가라고. 평범한 삶을 살아가는 보통 사람들의 관점에서 그 말은 옳다고 볼 수 있다. 살이 쪘건 찌지 않았건 그 사람이 편한대로 살면 된다. 맛있는 음식을 먹은 것이 삶의 낙인 사람이 다이어트를 위해 닭 가슴살과 채식만 하면 삶의 질은 당연히 떨어질 수밖에 없다. 삶의 만족도가 행복으로 이어지는 지금의 시대에서 그건 불합리한 결정이다.

그러나 필자와 같이 환자를 치료하는 의사의 관점에서는 다양성에 대해 그다지 동의하지 못한다. 앞서 스트레스가 만병의 근원이라고 했다면, 비만 역시도 수많은 병을 유발하는 근원 중 하나라고 할 수 있다. 이미 오랜 시간 세계 각국의 석학들이 여러 연구를 통해 비만이 뇌졸중을 비롯해 심장병, 고혈압, 고지혈증, 당뇨 등 만성 성인병 질환의 가장 중요한 원인임을 밝혔다. 연구 방법과 대상에 따라 다르지만 통상적으로 비만일 경우 정상인에 비해 뇌졸중 발생 위험은 1.5배~4.5배까지 증가했다. 당뇨와 고혈압 발생 위험은 3~8배가량 높았으며, 심근경색의 발생 위험도 1.5배~4.5배까지 높았다. 뇌졸중과 심장마비로 사망할 확률도 훨씬 높다고 알려졌다. 물론 비만이 아니어도 이러한 질병은 언제든 걸릴 수 있다. 그러나 명백한 사실은 비만일 경우 이런 질병들에 걸릴 확률이 더 높다는 것이다. 그런 점에서 비만을 예방하고 벗어나는 것만으로도 뇌졸중 예방에 큰 효과를 볼 수 있다.

비만이란 무엇인가

먼저 비만에 대해 알아보자. 비만은 지방이 과도한 상태를 말하며 에너지 섭취와 소비 균형이 맞지 않을 때 발생한다. 우리가 먹는 음식은 포도당의 형태로 바뀌어 몸의 에너지원으로 사용되지만, 과한 것은 불필요하듯 과도한 포도당은 인슐린 분비를 자극하여 체지방이 쌓이는 것을 촉진한다(예를 들어 탄수화물을 지나치게 많이 먹으면 '인슐린'이 지방세포에게 "잉여 탄수화물을 지방으로 저장하라."는 지시를 함). 그래서 피부 아래쪽과 근육 사이에 쌓인 피하 지방과 내장과 장기 사이에 있는 내장 지방이 점차 두꺼워지게 된다. 일반적으로 여성은 피하 지방이 많은 반면 남성은 내장 지방이 많다. 이로 인해 체내에 급격히 증가한 중성 지방은 혈액으로 흘러 콜레스테롤과 서로 뭉쳐 혈관에 지방 덩어리를 쌓아서 혈관을 막기 때문에 큰 문제를 유발시킨다.

자신이 비만인지 가장 쉽게 알아보는 방법은 '표준체형=(키-100)×0.9'로 계산하여 표준 체중보다 10% 이상 초과하면 과체중, 20% 이상 초과하면 비만으로 볼 수 있다. 물론 뼈와 근육의 무게에 따라 몸무게도 달라지기 때문에 명확하다고 볼 수는 없다. 다른 방법으로는 허리둘레를 쟀을 때 남자는 36인치(90cm), 여자는 34인치(85cm)가 넘으면 복부에 내장 지방이 과도한 상태라고 볼 수 있다. 조금 더 정확히 하자면 체질량 지수(BMI)를 활용할 수 있다. 대한비만학회는 체질량 지수 25kg/㎡이상은 1단계 비만, 30~34.9kg/㎡은 2단계 비만, 35kg/㎡이상은 3단계 비만으로 정의한다. 이런 방식들로 비만을 적용했을 때 우리나라 성인 남성 3명 중 1명, 성인 여성 5명 중 1명은 비만이라고 볼 수 있다.

눈여겨봐야 할 부분은 최근 10년간 비만 유병률이 꾸준히 증가하였는데 20~30대와 70대 이후의 남자에게서 두드러졌다는 점이다. 특히 코로나19 이전 시기에 비해 비만 진료 건수는 더욱 증가했다. 아동과 청소년 비만도 급격히 증가하고 있는 추세이다. 현재 우리나라 아동과 청소년 5명 중 1명이 과체중이거나 비만이다. 어린 시절 비만은 최대 80%까지 성인 비만으로 이어진다는 통계가 있다.

이처럼 비만이 증가하는 원인은 다양하다. 가장 큰 원인은 식생활이다. 즉, 식생활만 잘 잡아도 비만과는 일정 거리를 둘 수 있다는 말이다. 예를 들어 탄수화물과 트랜스 지방은 비만과 직접적인 연관이 있다. 탄수화물은 인체의 에너지원을 담당하는 주요 영양소이다. 그러나 탄수화물은 지방과 더불어 살을 찌우는 주범이 되기도 한다. 우리 몸은 탄수화물에 함유된 당을 분해하기 위해 인슐린을 활용한다. 인슐린은 혈당을 글리코겐이라는 물질로 바꿔 간과 근육에 저장하는데, 가득 차면 남은 혈당이 지방세포에 더해져 체지방으로 남게 된다. 그런데 한 가지 유의할 점이 있다. 탄수화물을 줄이기 위해 극단적으로 밥을 줄이는 사람이 많다. 주위에서 다이어트 하는 여성들은 아침밥을 의도적으로 피하기도 한다. 그러나 그다지 좋지 못한 선택으로 볼 수 있다. 오히려 밥 대신 다른 식품으로 과식할 확률이 높기 때문이다. 만약 탄수화물 때문에 쌀밥이 부담스럽다고 느껴진다면 다른 곡식류를 활용하여 밥을 섭취하는 것을 권장한다. 트랜스 지방은 우리몸에 나쁜 콜레스테롤을 증가시켜 혈관에 염증을 유발하고 내장 지방을 증가시킨다. 특히 서구화된 식문화가 본격화되면서 트랜스 지방의 섭취량은 자연스럽게 증가했다. 트랜스 지방이 건강에 좋지 않다는 사실은 대부분 알고 있지만 피자, 치킨, 과자, 아이스크림 등 우리가 일상에서 쉽게 접하는 음식들이기에 피하긴 어렵다.

탄수화물과 트랜스 지방만큼이나 비만에 큰 영향을 미치는 식품은 음주이다. 알코올은 직접적으로 지방을 만들지는 않지만 지방 분해 능력을 떨어뜨려 내장과 혈액에 지방이 쌓이게 한다. 알코올은 체내에서 일부는 위 점막으로 흡수되고 나머지는 소장에서 소화되는데, 흡수된 지방은 혈액을 타고 몸 전체로 보내진 후 지방 분해 효소에 의해 분해된다. 그러나 알코올을 과도하게 섭취하면 지방 분해 효소 기능이 급격히 약화되어 혈중에 돌아다니는 중성 지방이 증가한다. 게다가 사람들은 단순히 술자리에서 술만 마시지 않는다. 술과 안주는 거의 대부분 높은 칼로리를 함유하고 있다. 예를 들어 삼겹살집에서 술을 마신다고 했을 때 술과 삼겹살만 먹지 않는다. 대부분 찌개, 쌀밥까지 이어지므로 한 번의 음주 자리는 칼로리 폭탄을 동반한 자리라고 할 수 있다.

식습관과 더불어 비만에 가장 큰 영향을 미치는 것은

운동 부족이다. 운동을 하면 똑같은 인슐린 양으로도 더 많은 혈당을 소비하게 되며 운동을 통해 근육량이 증가할수록 혈액 속 포도당이 많이 사용되어 혈당을 떨어뜨린다. 근육량이 많으면 칼로리 소비량이 많아져 지방을 잘 연소시킨다. 운동이 부족하면 음식으로 쌓인 지방이 잘 연소되지 않게 된다. 걷기, 달리기 등 유산소 운동만이 비만을 해결하는 운동은 아니다. 일반적으로 근육을 키운다고 알고 있는 근력 강화 운동도 필수로 이뤄져야 한다. 식습관이 비만의 근원적인 이유라면 운동 부족은 의지에 가깝다. 운동을 하면 살을 뺄 수 있다는 것을 모르는 사람은 없다. 그러나 저마다의 이유 때문에 운동으로 살을 뺄 수 없는 상황에 놓이게 된다. 이 밖에도 스트레스, 유전, 불면증 등 다양한 요인이 복합적으로 존재한다. 한 예로 대한비만학회의 설문조사에 따르면 응답자의 46%가 코로나19 확산 이후 몸무게가 3kg 이상 늘었다고 밝혔다. 코로나19 이후 오는 다양한 스트레스와 운동 부족이 비만에 영향을 미쳤다고 볼 수 있다.

한의학 관점에서의 비만

한의학에서는 비만에 대해 조금 더 체질적으로 해석하고 접근한다. 즉, 비만의 유형과 치료법도 사상 체질마다 다르다고 보는 것이다. 비만과 체질의 연관성을 알아보기 위해 우선 장부의 특성을 살펴보면 간장혈(肝藏血)이라 하여 간은 혈액을 저장하고 혈액량을 조절하는 기능이 있으며, 폐주기(肺主氣)라 하여 폐는 기의 운행과 호흡을 주관하는 장기라고 볼 수 있다.

여기에 태음인을 적용해보자. 일반적으로 태음인은 비만과 깊은 관계가 있는 체질인데, 소위 물만 먹어도 살이 찐다는 체질이 태음인이다. 태음인은 간대폐소(肝大肺小)라 하여 선천적으로 간의 저장 능력은 강하지만 폐의 소모 능력은 약한 체질이다. 일반적으로 지방 함량과 콜레스테롤 함량이 높고 지방이 근육보다 많은 편에 속한다. 즉, 몸의 외부 형체는 왕성히 돌아가지만 인체의 기는 부족한 상태가 되어 비만이 되기 쉽다는 의미이다. 이러한 이유로 한의학에서 말하는 중풍도 태음인에게 발생할 확률이 높은 경우가 많다. 이를 해결하기 위해서는 태음인의 경우 환자 자체적으로 근육을 늘리고 에너지 소비를 늘려주는 행동을 해야 한다. 동시에 필자는 한약을 처방하고 침 치료를 할 때도 태음인 고유의 특성을 개선시키는 것에 주력하는데, 에너지를 소모시키는 폐의 기능을 강화하고 에너지를 저장하는 간의 기능을 약화시키는 보폐사간(補肺瀉肝)하는 처방을 내린다.

단, 한의학과 서양의학의 기준과 상관없이 중요한 점은 살을 빼기 위해 전투적인 투쟁의 관점으로 접근하는 것보다는 변화된 자신의 모습을 그리며 즐거운 마음으로 접근하는 것이 좋다는 것이다. '살=적'이라는 관점에서 단기간에 집중해서 살을 빼면 오히려 요요현상을 겪을 확률이 높다. 필자에게 방문한 비만 관련 환자 중 단 몇 개월 만에 10kg 이상씩 뺀 사람들은 대부분 요요현상을 겪었다. 반대로 지나치게 느긋한 태도로 살을 빼는 것은 의지박약을 불러올 수 있기에 권장하긴 어렵다. 자신만의 체질을 올바로 알고 목표에 맞춰 지속적으로 노력하고 관리하면 충분히 원하는 목표에 도달할 수 있을 것이다.

흡연과 음주는 되도록 멀리하자

담배는 기호식품이긴 하지만 모두 알고 있듯이 건강에는 백해무익하다. 흡연을 하는 사람들도 담배가 건강에 좋지 않음을 모르는 사람은 없다. 담배와 건강의 명확한 인과관계를 모르는 사람일지라도 담뱃갑에 담배를 피우는 것을 권장하지 않는다는 강렬한 경고성 문구와 괴이한 사진들을 보면 담배를 피우고 싶은 마음이 사라질 것이다. 그럼에도 많은 사람이 흡연을 하는 데는 건강의 해로움보다 담배가 주는 어떤 즐거움 같은 것이 있기 때문일 것이다.

그러나 100세 시대를 살아갈 우리에게 담배는 기호가 아닌 자제 식품으로 인식되어야 한다. 필자는 흡연이 건강에 얼마나 나쁜지, 뇌졸중에 얼마나 부정적인 영향을 주는지를 잘 알면서도 모르는 척 하는 사람들을 보면 안타까운 마음이 들 뿐이다. 금연을 하면 건강해질 수 있으며, 적어도 뇌졸중의 유발 확률을 낮출 수 있다. 사람들 대부분은 흡연이 폐를 포함한 호흡기 계통에만 좋지 않다고 알고 있다. 실제로 필자에게 방문하는 환자들도 비슷하게 인지하고 있었다. 그러나 담배는 뇌에도 직접적인 악영향을 미칠 만큼 강력한 독성을 가지고 있다.

흡연자가 비흡연자보다 뇌졸중에 걸릴 위험이 높다는 사실은 이미 여러 연구에서 밝혀졌다. 그 정도가 2배이냐, 3배이냐 등 수치의 차이일 뿐이다. 명확한 것은 나이, 성별, 고혈압 및 각종 질환의 유무와는 상관없이 흡연 자체가 뇌졸중의 위험인자가 되며, 흡연 기간이 길고 흡연량이 많을수록 발병 확률이 높아진다는 점이다. 여러 연구들에서 고령층에서 뇌졸중의 위험도가 더 증가하며, 젊은 층 사이에서 뇌졸중이 증가하는 주된 이유로 흡연을 들고 있다. 현재 흡연자의 연령대는 계속 낮아지고 있으며, 여성의 흡연량은 남성과는 반대로 오히려 증가하고 있다. 40세 이하의 흡연 여성은 비흡연자보다 지주막하출혈 발생 위험이 2.6배 높으며, 뇌경색은 4배 자주 발생한다는 통계가 있다. 특히 경구피임약을 복용하면서 흡연하면 위험도는 급격히 증가한다. 식약처는 35세 이상 흡연 여성들의 경구피임약 복용을 금지하는 내용의 허가변경사항을 공지하기도 했다. 흡연 여성이 경구피임약을 복용하면 뇌졸중 위험이 최대 5배까지 높아진다는 연구 결과도 있다. 이러한 문제들 때문에 국립보건연구원은 뇌혈관 질환을 예방하기 위해서는 담배 연기 노출 수준을 줄여야 한다고 콕 집어 말하기도 했다. 가끔 젊은 환자들이 전자담배는 괜찮지 않으냐고 필자에게 묻는다. 전자 담배와 일반 담배의 뇌질환 유발 위험성의 여부를 논하기에는 아직 연구가 충분하지 못한 것이 사실이지만, 적어도 비흡연자들보다는 뇌질환 발생의 위험성이 더 높다고 할 수 있다.

흡연이 이토록 해로운 이유는 담배 안에 들어 있는 성분 때문이다. 담배에는 약 4,000개가 넘는 유해 성분이 포함되어 있다고 알려졌다. 그중 건강을 악화시킨다고 알려진 대표적인 성분은 니코틴, 타르, 일산화탄소 등이 있다. 이 성분들이 몸에 들어와 온몸의 혈관이 수축되고 혈압이 높아져 뇌졸중을 유발하는 전조 단계에 들어가도록 하는 것이다.

니코틴은 많은 사람이 '담배=니코틴'으로 알만큼 유명한 물질이다. 니코틴은 담배의 습관성 중독을 일으키는 마약성 물질이다. 담배 한 개비에는 약 10mg의 니코틴이 있다. 몸 안으로 흡수되는 니코틴 양은 1~3mg인데 니코틴이 뇌에 운반되는 시간은 약 6~7초 정도이다. 니코틴은 심장 박동 수와 심장 수축력을 높여 혈압을 올리며 혈관벽의 손상을 가져와 동맥 경화를 촉진시킨다. 이때 혈전이 만들어지는데, 이 혈전이 혈관을 막게 되어 뇌경색으로 이어지게 된다.

타르는 담배 연기에서 니코틴과 수분의 질량을 뺀 후 남아 있는 잔여물을 의미한다. 타르는 200종 이상의 화합물로 되어 있어 암을 불러일으키는 발암물질이다. 앞에서 언급한 것처럼 '담배 = 니코틴'이라고 흔히들 인식하고 있지만, 담배의 대표성을 띄고 있지만 담배가 백해무익한 데는 타르의 영향이 지배적으로 볼 수 있다. 일산화탄소는 담배연기에서 거의 발생하며 일산화탄소 흡입으로 체내에 산소 공급이 부족해진다. 뇌는 산소 결핍에 가장 민감한 부위로 산소가 결핍되면 치명적인 해를 입을 수 있다. 흡연을 하면 뇌혈관이 수축하여 뇌로 가는 혈액량이 감소하여 혈관 질환의 위험을 높여 뇌세포의 손상을 일으킨다. 처음에는 단순 두통, 현기증, 구토 증상이 발생하지만 더 나아가 신진대사 장애와 혈관의 조기 노화로 이어지게 된다.

흡연의 가장 큰 문제는 일단 시작을 하면 중단하기가 쉽지 않다는 점이다. 흔히 금연하는 사람과는 친구로 지내지 말라는 말이 그냥 나온 것이 아니다. 그만큼 독한 마음을 먹지 않는다면 정말 쉽지 않은 일이다. 주변에서 매년 금연에 도전하지만 성공하는 사람은 열 명 중에 한 명도 채 되지 않는다. 그러나 내일부터라도 담배를 끊으면 2년 내에 뇌졸중이 발생할 위험도가 상당히 감소하고, 5년이 지나면 담배를 피우지 않는 사람과 거의 비슷하게 된다.

담배를 끊으면 불안하고 초조하며 집중력도 떨어져 일 자체가 손에 안 잡히는 경우가 생기는데, 이것이 우리가 흔히 말하는 금단 증상이다. 금단 증상은 금연을 시작한지 3~4일째에 가장 심하며 3주째에 마지막 고비가 온다. 3주를 넘어서면 금연의 성공으로 가는 절반은 넘었다고 볼 수 있다. 스스로 금연이 쉽지 않다고 여긴다면 주위에 금연의 이유를 밝히고 선언하는 것이 좋다. 습관적으로 담배를 피우는 시간에 껌 씹기, 찬물 마시기, 은단 씹기, 양치질하기 등의 행위를 하면 좋다. 이때 주위의 도움도 아주 중요하다. 또한 금연이 성공했을 때 발생할 행복한 그림들을 떠올리면 큰 도움이 된다. 몸에서 담배 냄새가 안 나며 두통, 기침 증세도 줄어든다. 도저히 쉽지 않다고 느껴지면 병원으로 가서 치료의 도움을 받는 것도 좋다. 금연이 쉽지는 않지만 분명히 성공할 수 있을 것이다.

건강에 흡연만큼이나 좋지 않은 음주

흔히들 음주는 흡연보다는 가볍게 생각한다. 지나치게만 마시지 않으면 뇌졸중과 별다른 연관성을 가지지 않는다고도 생각한다. 물론 맞는 말일 수 있다. 술은 경우에 따라서는 혈액 순환을 촉진하고 몸의 긴장을 풀어주는 일부의 이점마저 있다. 소량의 술은 건강에 도움을 줄 수 있다는 연구도 존재한다. 그러나 술은 담배만큼이나 습관성과 중독성이 강하다. 스스로 조절하고 있다고 생각하는 그 선이 분위기에 휩쓸려 넘어갈 수 있다. 분명한 것은 다음 날 숙취가 느껴질 정도의 과음은 담배만큼이나 뇌에 좋지 못한 영향을 미친다. 필자가 이렇게 말하면 자신은 술을 많이 마셔도 숙취를 느끼지 않는다고 말하는 환자가 꼭 있다. 그런 사람들을 위해 수치상으로 적정선을 정하자면 소주 반 병, 맥주 500ml 정도이다.

과음은 혈압을 급격히 올릴 수 있으며 이로 인해 뇌경색과 뇌출혈을 모두 일으킬 수 있다. 한 연구에 따르면 매일 소주 한 병 정도의 술을 마시는 사람은 술을 안 마시는 사람에 비해 뇌출혈에 걸릴 가능성이 무려 10배나 높다고 밝혀졌다. 또 다른 연구에서는 뇌졸중 발생 평균 연령이 일반인은 74세인데 비해 과음하는 사람은 60세로 나타났다.

술에 포함된 알코올의 10%는 분해되지 않고 소변이나 땀을 통해 밖으로 배출되며 나머지 90%는 위장을 거쳐 소장으로 흡수된 후 혈관을 통해 간으로 들어간다. 간에서 알코올은 산화작용에 의해 무독성 물질로 분해된다. 이때 1단계로 알코올인 에탄올에서 수소가 떨어져 나오면 아세트알데히드(acetaldehyde)로 전환된다. 아세트알데히드는 화학 반응성이 상당히 커서 다른 분자에 잘 달라붙는 성질을 가지고 있는데 DNA에 붙으면 발암물질을 만들 수 있다. 국제암연구소는 아세트알데히드를 1급 발암물질로 지정했다. 에탄올 역시 1급 발암물질이다. 이러한 독성물질들도 2단계에서 알코올 분해효소인 ALDH에 의해 분해되어 무독성 물질로 전환된다. 그런데 과음을 하면 아세트알데히드를 분해하는 ALDH 효소가 체내에 부족해져 아세트알데히드가 그대로 축적된다. 축적된 아세트알데히드 성분은 심장을 자극해 혈액 순환을 강하고 빠르게 촉진시킬뿐만 아니라 뇌의 신경전달물질의 이동을 방해하며 세포를 손상시킨다. 이로 인해 단순 위장 장애, 저혈당, 탈수 현상을 비롯해 뇌졸중을 유발하는 각종 질환으로 이어지게 된다. 참고로 과음과 상관없이 유전적으로 아세트알데히드를 분해하는 능력이 낮거나 거의 없는 경우도 성인 중 20%에 해당한다고 추정한다. 이런 경우에는 소량의 술만으로도 과음과 같은 문제가 발생하게 된다.

술도 금연처럼 금주가 가장 좋은 선택지가 될 수 있지만 담배보다 더 끊기가 힘든 게 술이기도 하다. 담배는 개인의 선택이지만 술은 사회에 속하기 위한 선택으로도 볼 수 있기 때문이다. 그런 점에서 술의 양을 줄이되 몇 가지 몸에 독이 되는 행동은 최소화하는 게 좋다.

빈속에 술을 먹어서는 안 된다. 공복에는 알코올 흡수 속도가 빨라져서 혈중 알코올 농도가 급속히 상승하게 되며 신경 정신 체계에 이상이 발생할 수 있다. 공복 시에는 위벽에서 알코올의 20% 정도를 직접 흡수하므로 평소보다 빠르게 취기를 느끼게 되고 숙취로 인한 고통을 겪을 수 있다. 이와 비슷한 맥락으로 술을 빠르게 마시는 것도 삼가야 한다. 한국 음주 문화의 대표적인 특징을 뽑으라면 원샷을 꼽는다. 한 번에 술잔을 비우면 술을 마시는 속도가 빨라질 수밖에 없다. 술을 빨리 먹으면 공복에 술을 먹는 것과 다를 바 없다.

술을 마실 때 음주로 인해 발생할 영양소의 부족을 음식으로 보충하는 게 좋다. 한의학에서 맥주는 냉성의 보리를 재료로 해 차갑게 먹는다. 안주로는 온성을 지닌 닭과 양고기가 어울리며 조기(燥氣)가 강한 마른안주도 괜찮다. 열성의 소주는 냉성의 돼지고기와 호흡이 좋으며 국물이 많은 안주와도 관계가 좋다. 단, 매운탕에 먹는 소주는 불에 기름을 붓는 겪이 될 수 있다. 위스키는 수분이 많고 기운이 서늘한 과일과 잘 맞으며 포도주는 발효식품인 치즈와 잘 어울린다. 만약 안주를 잘 접하지 않는 사람이라면 물을 자주 마시는 게 좋다. 우리가 술 먹은 다음 날 자연스럽게 물을 계속 찾는 이유는 술이 열(熱)의 기운을 가졌기 때문이다. 물을 자주 마시면 소변도 자주 나오며 알코올 성분이 배출되는 효과를 가진다. 이 밖에도 담배와 함께 술을 마시지 말기, 해장술 금지, 음주 전후 약 복용 금지(전문가들은 일반적으로 약 복용 후 30분~2시간 약물이 혈중에 가장 많이 남아 있고, 이 시간대에 술을 마시면 위염, 위장 장애, 간 손상이 올수 있다고 말함) 등이 있다.

술은 마시는 태도와 마인드에 따라서 약이 될 수도 있고 독이 될 수도 있다. 그 기준을 정하는 건 바로 본인 자신이다. 뇌졸중을 예방함과 동시에 자신과 가족의 행복을 지키기 위해서라도 건강한 음주 생활습관이 필요하다.

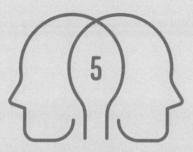

P
A
R
T

5

운동,
바쁠수록 해야만 한다

운동이 꼭 필요한 이유

우리 몸과 마음의 건강에 운동이 도움이 된다는 사실을 모르는 사람은 없을 것이다. 심신이 건강해지면 자연스럽게 뇌졸중도 예방할 수 있으며 각종 질환으로부터 자유로운 삶을 살아갈 확률이 높아진다. 그러나 우리는 운동을 즐겨 하지 않는다. 신체가 불편하여 운동을 하고 싶어도 못 하는 사람이 아니라면 대부분이 이에 해당할 것이다.

필자의 병원에 방문했던 한 환자를 기억한다. 40대 중반의 남성이었는데 오랜 시간 고혈압과 고지혈증을 가지

고 있었다. 그에게 여러 이야기를 건네며 운동을 같이 겸
하길 권했다. 체형 자체가 비만에 속하는 사람이었으므로
권장의 단계를 넘어야 했지만 처음에는 단오하게까지 말
하지는 않았다. 침 치료를 받으러 올 때마다 운동을 하고
있느냐고 물었다. 처음에는 시도한다는 말을 했지만 그
이후로는 여러 이유로 얼버무렸다. 일이 많아서, 회식을
해서, 피곤해서 등의 이유였다. 이 글을 읽는 사람이라면
대부분 해당하는 이유였다. 몇 개월이 지나도 별다른 차
도가 보이지 않았다. 그의 몸은 처음보다 더 살이 찐 듯 보
였다. 그리고 그에게 권장을 넘어 필수로 운동을 해야 한
다고 말했다. 그때부터 그 환자는 주3일씩 운동을 진행했
고 식단도 조금 더 건강하게 맞췄다. 그에 따라 질환도 조
금씩 호전되었다.

한 환자의 이야기를 빌려 왔지만 누구에게나 해당하는
이야기일 수 있다. 누군가는 자신의 이야기라고 여겨 뜨
끔했을지도 모른다. 사람들은 이렇듯 건강에는 운동이 필
요함을 알고 있음에도 제각각 나름의 이유를 들어 운동을

하지 않는다. 명확히 말하자면 그가 이야기한 이유의 대부분은 '귀찮아서'라는 한 방향으로 귀결된다. 운동은 편안함과는 상당한 거리를 두는 행위이다. 소금은 안 먹고 담배는 끊으면 되지만 운동은 해야 한다. 시간을 쓰고 에너지를 써서 무언가를 해야 한다는 것은 편안함과 안락함을 추구하는 대부분의 바쁜 현대인에게 귀찮음을 불러올 수밖에 없다.

하지만 아무리 좋은 식품을 먹고 금주와 금연을 한다고 해도 운동을 하지 않으면 한 사람이 가진 에너지는 시간이 지날수록 떨어질 수밖에 없다. 근력은 줄어들고 민첩성, 유연성 등은 예전만 못하게 된다. 그리고 심폐 기능과 면역 기능은 급격히 떨어지게 된다. 단순한 감기에 며칠을 앓아누워 있기도 하며 부러진 뼈는 더 이상 빨리 붙지 않게 된다. 어쩌면 이러한 현상들은 자연스러운 노화로 볼 수 있다.

반대로 운동은 노화를 역행하는 행위이기도 하다. 즉, 운동을 통해 젊음의 에너지를 되찾는 것이다. 운동을 해야 혈액 순환이 잘 되고, 그래야 혈관의 탄력이 좋아진다.

폐활량이 늘어나며 심장 근육은 강화된다. 체중은 감소할 것이며 근육은 탄탄해질 것이다. 노화를 거부할 수는 없겠지만 노화의 현상을 최대한 늦출 수는 있다. 노화란 단순히 나이가 들었다는 의미에만 국한되지 않는다. 몸의 근육이 늙어가는 것이 진정한 노화로 볼 수 있다.

필자는 마라톤을 취미로 한다. 실제로 마라톤 풀코스 42.195km를 완주한 적도 있다. 필자도 나이가 들어 이제는 사회에서 말하는 젊은 나이는 아니기에 체력적으로 힘들 수밖에 없다. 사실 젊은 사람도 마라톤을 하기란 정말 힘들다. 전문 선수들조차 1년에 풀코스 마라톤을 뛰는 횟수가 2~3회밖에 되지 않는다. 그럼에도 불구하고 꾸준하게 마라톤을 하는 이유는 극한까지 달릴 때 오는 성취감과 건강한 에너지를 손에 쥘 수 있기 때문이다. 필자와 함께 마라톤을 뛰는 이들도 마찬가지이다. 사회에서 말하는 누구보다 바쁜 사람들이지만 집에서 누워 TV를 보는 대신 운동화를 신고 밖으로 나와 뛰는 것이다. 모두 잠깐의 안락함보다는 건강을 위한 잠깐의 불편함을 선택한 것이다.

아무리 바빠도 운동을 해야 하는 이유

그렇다면 구체적으로 운동을 하면 도대체 어디가 어떻게 좋은 걸까? 하나씩 이야기하기 전에 한 가지 짚고 넘어갈 것이 있다. 지금부터 말하고자 하는 운동의 효과는 한 달에 1회 혹은 집에서 할 게 없을 때마다 오랜 시간을 들여 운동하는 것을 말하지 않는다. 흔히 말하는 규칙적인 운동이 전제되어야 한다. 그 기준으로 미국 스포츠의학회에서 권장하는 하루에 30분 이상, 일주일에 3~4회 정도의 운동으로 시작해서 점차 운동 횟수, 시간, 강도를 늘려가는 것이다.

운동이 건강에 좋은 의학적인 이유는 크게 세 가지를 들어 설명할 수 있다.

첫째, 체지방 연소로 인한 연쇄 효과이다. 보통의 사람들이 운동을 하는 가장 주된 이유이다. 운동을 하면 살이 빠진다고 말하는데 정확히는 체지방이 빠진다는 말이 적합하다. 운동을 하면 몸에 쌓인 체지방이 연소된다. 어떻게 운동을 하느냐에 따라 효율성이 달라진다. 하루에 3, 4시간씩 달린다고 해서 체지방이 사라지는 건 아니다. 자신의 체질과 성향에 따라 유산소와 무산소를 적절하게 배치하여 진행해야 한다. 참고로 식사를 굶으면 살이 빠질 뿐 체지방이 빠지지는 않는다. 식사를 하지 않으면서 하는 다이어트를 권장하지 않는 이유이다. 운동해서 체지방이 연소되면 나쁜 지방인 LDL 콜레스테롤이나 중성 지방이 줄어들고 착한 지방인 HDL 콜레스테롤은 늘어난다. 이로 인해 혈관에 쌓일 수 있는 혈전을 사전에 방지하여 뇌졸중의 고위험인자인 고혈압, 비만, 당뇨병, 고지혈증, 각종 암 등의 질환을 예방할 수 있다. 연구에 따라 수치만 달랐을 뿐 꾸준하게 운동한 사람은 그렇지 않은 사람보다 질환 발생률뿐 아니라 질환으로 인한 사망률도 급격히 낮은 모습을 보였다. 그 기준이 프로선수처럼 하루에 몇 시간씩 운동을 하는 게 아니었다. 고작 하루에 30분이었으며 10분 정도만 운동해도 성과를 보였다.

둘째, 면역 효과이다. 우리 몸에는 안 좋은 세포와 바이러스가 많다. 평소에는 수면 아래에 숨어 있지만 면역력이 약해지면 스멀스멀 기어 나와 활기를 친다. 그리고 없던 바이러스조차 새로 생긴다. 규칙적인 운동을 하면 면역과 관련된 세포 수를 증가시키고 자체 면역 기능이 높아지게 된다. 면역이 좋아지면 다양한 방면에서 긍정적인 효과가 발생한다. 산소 섭취량이 많아져서 체내의 에너지 활용 능력이 증가하게 되며 꾸준한 운동을 통해 증가한 체력은 피로에 대한 내성 능력을 향상시킨다. 이는 노화 방지에 큰 도움이 된다.

셋째, 심리적 효과이다. 운동은 부정적 사고를 해소하는 데 큰 효과가 있으며 걱정을 덜어준다. 빠르게 달리기를 하면서 숨이 턱 끝까지 올 때 어떤 생각이 드는가? 단지 힘들다는 생각밖에는 들지 않는다. 당시에 가지고 있던 걱정들은 아무 의미가 없게 된다. 자연스럽게 스트레스 해소에도 큰 도움을 준다. 또한 운동을 통해 체지방이 빠지고 탄탄한 근육이 만들어진다. 외견상의 모습이 보기 좋아지면 자신감이 생기게 되고 따라서 없던 삶의 의욕마저 생긴다. 기존에 가지고 있던 질환들이 운동으로 인해 조금씩 나아지거나 사라지면 운동과 건강의 상관관계에 대한 믿음은 더욱 강해지고 심리적 만족도는 더욱 높아진다. 운동이 끝나면 피곤해서 숙면을 취할 수 있으며 이로 인해 심리적 안정감을 더욱 높여줄 수 있다.

다만 운동은 자신의 몸 상태에 따라서 서서히 강도를 높여 주어야 한다. 운동을 함께 하는 배우자가 20km씩 아무렇지 않게 뛴다고 해서 자신도 운동을 시작한 지 하루 만에 그렇게 할 수는 없다. 오히려 자신의 운동 범위를 넘어 지나치게 운동을 하면 노화가 촉진될 수도 있다. 우리 몸의 세포에는 미토콘드리아라는 세포소 기관이 있다. 세포 호흡을 담당하며 에너지를 만드는 공장으로 이해하면 쉽다. 이 미토콘드리아라는 공장에서 에너지를 만들기 위해서는 산소를 많이 사용하게 되는데 그러다보면 자연스럽게 부산물이나 노폐물들이 나오게 된다. 이를 가리켜 활성산소 혹은 독성산소라고 말한다. 활성산소는 운동을 오랜 시간, 강한 수준으로 하면 많이 나오게 된다. 활성산소는 세포를 죽이는 역할을 하기 때문에 노화를 불러일으킬 뿐만 아니라 뇌를 비롯한 인체 내 다양한 부위의 혈관 질환, 암과 같은 다양한 질환을 불러일으킬 수도 있다. 활성산소는 베타카로틴, 라이코펜, 폴리페놀 등 항산화제를 통해 작용을 막을 수 있으며 지나친 운동이 아닌 적절한 운동을 통해 조절할 수 있다.

자, 앞의 이야기를 정리해서 물어본다면 정말로 운동할 시간이 없는가? 운동만 하면 뇌졸중도 예방할 수 있고 각종 질환을 예방·회복할 수 있는데 정말 운동할 시간이 없을 정도로 바쁜가? 정말 바쁘고 피곤하겠지만 여러분이라면 충분히 할 수 있다. 지금 누워 있는 포근한 소파에서 일어나 손에 쥔 리모콘을 테이블 위로 내려놓자. 그리고 간편한 복장으로 갈아입고 운동화를 꺼내서 신어보자. 그 복장 그대로 집 밖으로 나가 30분 정도만 걷거나 뛰어보자. 이처럼 간단한 행위가 뇌졸중을 예방하는 기초 행위 중 하나이자 가장 중요한 행위이다. 이어폰 하나만 챙기

면 운동의 재미가 배가 될 수 있다. 평소 좋아하는 음악을
들으면 운동하는 고통마저 잊혀질 수 있다.

사상 체질별 운동법이 존재한다

아무리 좋은 음식이라도 자신의 체질에 맞지 않으면 효과가 줄어든다. 운동도 마찬가지이다. 운동이 뇌졸중의 예방과 회복을 비롯해 건강에 도움이 되는 것은 명확한 사실이다. 그런데 운동에도 효율성과 효과성이 존재한다. 음식과 달리 운동은 일정 시간을 들여야 한다. 똑같은 시간을 들여서 더 많은 효과를 보이는 부분이 있다면 그에 맞춰서 진행하는 게 더 나은 선택이다. 유산소 운동이 살을 빼는 데 적합하다고 알려졌어도 어떤 체질은 조금만

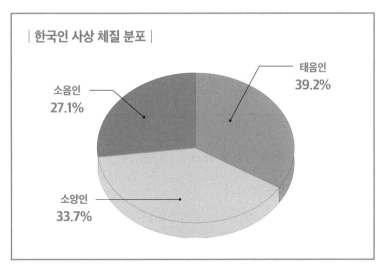

| 한국인 사상 체질 분포 |

태음인
39.2%

소음인
27.1%

소양인
33.7%

※ 한국인 중 극소수인 태양인은 분포가 적어서 직접표준화법으로 분류하기에 적합하지 않기 때문에 체질 분포를 분석에서 제외

유산소 운동을 해도 살이 쉽게 빠지고, 어떤 체질은 종일 유산소 운동을 해도 살은 빠지지 않고 힘만 드는 경우도 있다. 그래서 본인의 체질을 잘 파악해서 본인에게 맞는 체질별 운동을 진행한다면 효율적이면서도 효과적으로 운동이 되어서 마음과 몸의 건강이 조화를 이룰 수 있다.

참고로 국내 연구진(한국한의학연구원)이 과학적·통계적 방법을 통해 우리나라 국민 약 4,000명을 대상으로 우

331

리나라 국민의 사상 체질 분포를 분석한 결과, 태음인 39.2%, 소양인 33.7%, 소음인 27.1%, 태양인은 극소수인 것으로 나타났다고 밝혔다(2015년 5월 28일).

다시 말하면 한국인 10명 중 약 4명 정도가 태음인이며, 소양인과 소음인이 각각 약 3명 정도, 태양인은 거의 찾아보기 힘들다는 결론이다.

태음인과 소음인

태음인은 우리나라 사람 중 가장 많이 분포하는 체질이다. 골격이 굵은 편이며 허리와 배 쪽에 살이 잘 붙는다. 살갗이 두껍고 땀이 많은 편이다. 간의 저장기능과 소화기관의 성능이 좋기 때문에 음식을 잘 먹으며 에너지와 노폐물을 밖으로 내보내는 폐와 기관지의 기능이 상대적으로 약하다. 그런 이유로 인해 몸 안에 에너지와 노폐물이 쌓여 쉽게 살이 찌는 경우가 많다. 특히 식사 조절이 잘되지 않는다면 더욱 쉽게 비만의 길로 갈 수 있다. 태음인은 체형 자체가 좋아서 다이어트를 하면 외형적으로 더욱 효과적인 모습을 보일 수 있다. 오히려 다른 체질에 비해 운동이나 다이어트 중독으로 빠질 수 있는 확률도 높다.

끈기가 있는 성격이기도 하지만 그만큼 편안함을 추구하며 게을러지기도 쉽다. 가벼운 스트레칭 형태의 운동보다는 몸을 많이 움직이며 땀을 내는 활동성의 운동을 하는 게 좋다. 가벼운 운동으로 섭취한 양 만큼의 음식을 소화하기란 쉽지 않다. 배출 기능이 약하기 때문에 땀을 통해 노폐물을 잘 배출해야 한다. 누가 봐도 무리하는 정도가 아니라면 기본적인 근력과 골격이 있기 때문에 충분히 운동을 해나갈 수 있다.

전신운동을 통해 전신으로 땀을 빼주는 게 가장 효과적인 운동 방법이다. 원활한 땀 배출을 위해서는 달리기, 수영과 같은 전신 유산소 운동이 도움이 된다. 특히 이러한 운동은 태음인의 부족한 점인 폐(肺)기능계의 능력을 강화시키는 역할을 한다. 근육 강화 운동도 역시 필요한데, 예를 들어 철봉이나 테니스와 같은 운동은 상체의 근력과

순발력을 동시에 발달시킨다. 하지만 근육을 강화할 목적으로 지나치게 무거운 무게의 아령을 들면 관절이나 근육에 쉽게 염증이 올 수 있으며 통증이 지속될 수 있다. 도저히 운동할 시간적 여유가 없다면 목욕이나 반신욕을 통해서 땀을 내는 것도 비슷한 효과를 낼 수 있다. 목욕은 근육의 통증을 풀어주는 효과를 보이기도 한다.

소음인은 전반적으로 키나 체격이 왜소해 보이는 특징을 가진다. 가슴 부위는 빈약하지만 엉덩이를 비롯한 하체는 상대적으로 발달해 있다. 그러다 보니 상체가 약해 힘이 없어 보이기도 한다. 상체 운동을 꾸준하게 하지 않으면 하체 비만처럼 보일 수 있다. 선천적으로 몸이 찬 체질이라 땀이 거의 없다. 소화기관이 약해서 소화불량을 가진 사람이 많으며 특히 찬 음식을 자주 먹으면 복통이나 설사 증상이 쉽게 나타나는 체질이다.

소음인은 땀을 많이 흘리면 체력의 소모가 심한 편이다. 체질적으로 근력이 약할 뿐만 아니라 근육도 부드럽고 말라 있는 경우가 많다. 전반적으로 체질이 허약하므로 격한 운동은 많이 하지 않는 것이 좋다. 오히려 격한 운동을 통해 평소보다 땀을 많이 흘린다면 몸에 이상이 발생할 수 있다. 다른 체질보다도 자신의 체력에 맞는 운동을 찾을 필요성이 있다. 조금 더 강한 운동을 하고 싶다면 긴 시간을 두고 천천히 근력을 키워야 한다. 무리하면 근육에 통증이 올 확률이 높다.

따라서 소음인은 가벼운 운동을 지속적으로 하는 것이 좋다. 대표적으로 걷기, 스트레칭, 맨손체조 등이 있다. 하루에 30분 이상씩 규칙적으로 걷기만 해도 체온이 서서히 높아지며 생리적 기능이 회복되기도 한다. 또한 기분을 상쾌하게 만드는 호르몬인 도파민, 세로토닌, 엔도르핀 등이 방출되어 마음의 건강에 긍정적인 효과를 불러일으킨다. 근력 운동을 하려면 하체보다 상체 중심으로 하는 게 좋다. 다만 근력 운동이 익숙해지기 전까지 무리는 하지 말아야 한다.

태양인과 소양인

    태양인은 비율이 극소수라서 다른 체질에 비해 많은 것이 알려지지는 않았다. 전반적으로 키가 크고 어깨가 넓어 상체의 근육은 강한데 허리와 하체가 약한 편이다. 오래 걷거나 달리면 다리의 힘이 다른 체형에 비해 쉽게 빠지기도 해서 마른 장작형이라고도 부른다.

    하체 힘과 허리 힘을 강화하는 운동을 해주면 좋다. 무거운 무게를 들어서 하체와 허리를 강화하기 전에 스트레칭 형태로 올바른 자세를 확립한 후에 근력 운동을 하는 게 좋다. 태양인은 걷기, 사이클, 등산 등을 활용하여 하체 힘을 기를 수 있으며 수영도 좋은 대안이 될 수 있다. 수영은 관절에 무리를 주지 않으면서도 열성 체질인 태양인의 열을 식혀주는 데 가장 적합한 운동으로 볼 수 있다. 태양인의 특성상 매사 활동적이며 열성적인 편인데 운동을 할 때는 조금 마음의 안정을 두고 쉬면서 하는 편이 좋다. 운동을 꾸준하게 하면 시각적으로 가장 큰 효과가 나타나는 체형이라고 볼수 있다.

소양인은 태양인과 마찬가지로 몸에 열이 많으며 어깨가 유독 발달하는 등 하체에 비해 상체가 발달해 있다. 위장은 튼튼하지만 생식기 및 비뇨기 기능이 부실하다. 배설 능력이 부족하여 배설이 제때 되지 않으면 몸 안의 노폐물이 제때 배출되지 못하고 쌓이면서 비만으로 이어질 수 있다.

참을성이 부족하고 성미가 급한 편이긴 하지만 전체적으로 말라 있으면서도 근력이 충분히 있는 경우가 많다. 흔히 말하는 몸이 단단한 체질로 볼 수 있으며 운동 신경도 좋은 편이다. 배설 능력의 문제가 아니라면 체질적으로는 행동이 민첩하고 빠르기 때문에 운동을 많이 하지 않아도 살이 잘 안 찐다.

소양인은 오랜 시간을 들여 운동하는 것보다는 짧은 시간에 고강도의 운동을 진행해도 괜찮다. 다만 자기 체질에 취해 운동 속도가 빨라질 수 있는 점을 늘 주의하고 천천히 호흡하며 운동하는 것이 중요하다. 잘 발달된 상체 운동보다 부족한 하체 운동 위주로 하는 게 좋다. 유산소 운동으로 단거리 달리기 또는 짧은 시간을 들이지만 경사가 조금 있는 곳의 등산이 좋다. 소양인은 기록 경신을 하는 재미를 잘 받아들이기 때문에 기록을 단축하거나 능력을 올리는 운동을 병행하는 것도 좋은 방법이다. 근력 운동을 한다면 태양인의 경우와 마찬가지로 무거운 무게로 바로 시작하는 것보다 스트레칭 형태로 올바른 자세를 확립한 후에 근력 운동을 이어가는 게 좋다. 특히 하체와 허리에 가장 좋은 운동 중 하나인 스쿼트, 데드리프트(deadlift) 같은 복합관절 운동은 자세가 올바르지 못하면 바로 부상으로 이어질 수 있는 위험이 있으므로 주의해야 한다.

체질과 상관없이 중요한 두 가지 사항

첫째는 규칙적으로 운동해야 한다는 점이다. 가끔 일상이 바쁘거나 근력에 자신 있는 사람들이 하루에 몰아서 운동을 하는 경우가 있다. 운동에 익숙한 사람이 아니라면 그러한 자극은 오히려 몸에 해를 끼칠 수 있다. 하루에 30분일지라도 꾸준하게 운동하는 노력이 중요하다.

둘째는 단기간에 어떠한 결과를 원하지 않아야 한다는 점이다. 나이가 젊을수록 일정 프로그램을 통해 단기간에 살을 빼고 근육을 늘리려고 하는 사람이 많다. 각자의 노력에 따라 가능한 영역으로 볼 수 있지만 효과를 보지 못하면 오히려 운동 욕구가 감소한다. 오랜 시간 무산소와 유산소 운동을 병행해가며 살을 빼고 근육을 만드는 노력을 해야 한다. 처음에는 먼 길처럼 보일지라도 언젠가는 원하는 목표에 다다를 수 있음을 늘 기억해야 한다.

유산소 운동을 즐기자

운동은 크게 유산소 운동, 근력 강화 운동, 유연성 강화 운동으로 나뉠 수 있다. 그중에서도 유산소 운동은 우리의 몸을 젊고 활력 넘치게 하는 중요한 역할을 한다. 땀을 흘리게 하여 살을 빼게 해주며 자연스럽게 비만과도 거리를 두게 만든다. 비만이 될 확률이 낮아지는 만큼 혈관에 노폐물이 쌓일 확률이 낮아지면서 동맥 경화를 비롯한 뇌졸중 유발 고위험 인자들의 발생 가능성도 급격히 줄어들게 된다. 또한 대장을 활성화하여 장독소 등의 몸속 노폐물을 제거할 수 있다. 뇌졸중 예방뿐만 아니라 남은 삶을 건강하게 잘 지내기 위해서는 필수적인 운동으로 볼 수 있다.

운동을 신체생리적으로 구분하면 유산소 운동과 무산소 운동으로 나눌 수 있고, 운동을 할 때 신체에 미치는 충격으로 구분하면 고충격 운동과 저충격 운동으로 나눌 수 있다. 이 중에서 유산소 운동이란 우리 몸의 큰 근육을 사용하여 전신을 움직이는 운동을 말하는데 주로 숨이 가쁘고 심장 박동이 빨라지는 운동이다. 예를 들어 걷기, 조깅, 등산, 자전거 타기, 각종 구기운동, 수영, 승마, 필드골프 등과 같이 심폐기능의 증진에 큰 도움을 주기 때문에 주로 많이 권장되는 운동으로 볼 수 있다.

유산소 운동은 산소의 필요량과 공급량이 거의 일치하므로 오랫동안 서서히 지속해서 충분한 산소가 공급되어 에너지가 소비된다. 나이와 상관없이 유산소 운동을 통해 세포의 노화를 방지하여 건강한 몸의 상태를 유지할 수 있다. 동시에 근력 강화 운동과 유연성 강화 운동을 병행하면 훨씬 더 큰 효과를 불러오게 된다.

유산소 운동이 건강에 좋다는 사실을 모르는 사람은 거의 없다. 집 앞 공원에만 나가도 수많은 사람이 유산소 운동을 하고 있으며 헬스장에서 러닝머신 등의 유산소 운동 기구에는 늘 자리가 꽉 차 있는 이유일 것이다. 하루에 40~50분씩 일주일에 3~4회 정도로 걷기, 달리기, 자전거 타기, 수영 등의 유산소 운동을 하면 뇌졸중을 비롯해 치매, 심장병, 암, 당뇨병 등의 성인들의 대표 질환을 예방하는 데 큰 도움이 된다.

어떤 환자는 매일 10분씩만 유산소 운동을 하면 안 되냐고 묻기도 한다. 일단 매일 운동하려는 마음가짐만으로도 충분히 건강에 도움이 될 수 있다. 그러나 의학적으로는 그렇게 하는 것보다 횟수는 줄이더라도(주 3~4회) 운동시간을 늘리는 게(하루에 40~50분) 건강에 도움이 된다.

우리의 몸은 유산소 운동을 시작한 초기에는 탄수화물을 에너지원으로 사용한다. 그러다가 20~30분 정도가 지나면 그때부터 체내의 지방을 에너지의 원료로 사용한다. 즉, 지방을 제거하기 위해서는 최소 30분 정도의 유산소가 필요하다는 의미이다. 지방의 제거는 비만과 직접적인 관계가 깊은 내장 지방의 제거로 연결될 수 있다. 그래서 매일 10분씩 유산소 운동을 해봤자 지방을 연소하기도 전에 탄수화물도 제대로 소진하지 못하게 된다. 숨이 턱 끝까지 차오를 정도의 격렬한 운동을 한다고 해도 마찬가지이다. 따라서 뇌졸중을 예방하고 회복하기 위해서는 주 3~4회, 하루에 40~50분 정도의 규칙적인 유산소 운동을 해야 한다.

유산소 운동은 뇌에도 큰 영향을 미친다. 유산소 운동을 하면 뇌가 새로운 신경 세포를 만들고 신경 세포 사이에 더 새롭고 더 촘촘한 연결망을 만들어 '뇌 가소성(Brain plasticity)'을 높인다. 뇌 가소성이란 뇌가 회복하는 힘을 말하는데 나이가 들면 뇌 가소성은 점차 떨어지게 된다. 뇌 가소성이 계속 떨어지면 사고력, 기억력도 같이 떨어진다. 유산소 운동은 뇌 가소성을 향상시키는 최고의 방법이라고 볼 수 있다. 단, 뇌의 변화는 몸의 변화만큼이나 빠른 결과를 불러오지는 않는다. 식단 관리와 함께 3개월 정도 유산소 운동을 하면 충분히 살이 빠지는 효과를 볼 수 있지만 유산소 운동이 뇌에 긍정적인 영향을 미치려면 최소 6개월 이상은 꾸준하게 해야 한다는 연구 결과가 있다.

근력이 약한 사람도 충분히 유산소 운동은 오래 할 수 있다. 근력 운동보다 에너지 사용 속도가 느려 인체가 산소 공급을 기다리면서 충분한 에너지를 생산하기 때문이다. 근력 운동과는 달리 자기 체중과 기구의 무게를 사용하지도 않는 만큼 아이부터 노년까지 누구나 할 수 있다. 만약 장기간의 운동이 지겹다고 느껴진다면 운동을 효율적으로 할 수 있는 두 가지 방법이 있다.

첫째는 목표를 정하는 것이다. 일정 시간은 꼭 채운다는 의지를 가지거나 어디부터 어디까지는 달려보겠다는 가상의 목적지를 만드는 것이다.

둘째는 음악이다. 음악은 단순 반복으로 이루어지는 유산소 운동의 지루함으로부터 최대한 멀어지게 하는 최고의 친구이다. 또한 음악은 생리적으로 근육의 반사 작용을 일으켜 에너지를 증가시키거나 감소시킬 수 있다. 또한 정신적·정서적 반응에 영향을 미치며 운동에 계속 참여하고 싶은 욕구를 증가시킬 수 있다. 음악은 종류에 따라서 몸의 반응을 다르게도 만든다. 청각 자극은 심폐능력에 좋은 영향을 미친다. 일반적으로 운동을 할 때 가장 좋은 템포는 120~140bpm 정도이다. 꼭 이 정도의 bpm을 유지하는 음악이 아니더라도 자신이 좋아하는 음악을 들으며 운동을 하면 운동에서 오는 스트레스를 줄여주며 운동 효과를 높일 수 있다.

어떤 유산소 운동을 해야 할까

바쁜 일상 속 한정된 시간 내에 어떤 유산소 운동을 해야 할까? 유산소 운동에는 걷기, 조깅, 등산, 수영, 자전거 타기, 에어로빅, 스포츠 댄스 등 다양한 방식이 있다. 자신의 나이, 성별, 취향, 거주 지역과 운동 장소와의 접근성, 자본 등을 고려하여 선택하면 된다.

유산소 운동을 한 종류만 선택할 필요는 없다. 모든 유산소를 한 번씩 돌아가며 해도 괜찮다. 우리 뇌는 지겨운 걸 좋아하지 않는다. 매일 러닝머신만 타는 것보다 종종 집 앞 공원에서 걷거나 달리는 게 더 나은 선택이 될 수 있다. 가끔은 나무가 울창한 숲으로 발걸음을 옮겨도 좋다. 그곳에 있는 것만으로도 뇌졸중 예방에 도움이 될 수 있다. 삼림욕을 하면 나무에서 천연의 항균물질인 피톤치드 등이 뿜어져 나와 몸속을 환기시켜 주며 동시에 노폐물을 제거하는데 도움이 된다. 돈 한 푼 들이지 않고 건강을 챙기는 효과적인 방법이다. 오전 10시에서 오후 3시 사이에 하면 일광욕도 같이 할 수 있다. 일광욕도 노폐물을 제거하는 역할을 한다.

세대별로 둘러보자면 20, 30대에는 어떠한 유산소를 콕 집어서 할 필요는 없다. 골고루 하되, 지나친 승부욕으로 몸에 무리가 안 갈 정도면 된다. 30대가 되면 중년으로 가는 초입이기 때문에 유산소 운동을 꾸준히 하여 미리 심폐 지구력과 근력을 향상시킬 필요가 있다. 40, 50대에는 근력이 떨어질 뿐만 아니라 몸이 이전과 같지 않음을 느끼게 되므로 유산소 운동과 근력 강화 운동을 병행해야 한다. 또한 성인병이 본격화되는 시기인 만큼 성인병 예방과 치료를 위해 심장 기능을 향상시켜야 한다. 이를 위해서는 최소한 자기 최대 운동 능력의 50% 이상의 강도로 유산소 운동을 하는 게 효율적이다. 60대 이후에는 자신의 체력에 맞는 운동을 진행해야 한다. 무리한 운동으로 인해 오히려 역효과를 불러올 수 있음을 늘 인식해야 한다. 체력을 증진시킨다는 관점보다는 체력을 유지한다는 관점으로 접근하는 게 몸과 마음에 더 편하게 다가온다.

유산소 운동을 할 때는 세대와 상관없이 자신의 몸에 무리가 가지 않아야 하며 일시적이 아닌 지속적으로 유산소 운동이 이어지도록 해야 한다. 또한 유산소 운동도 '운동'임을 직시해야 한다. 평소 운동을 하지 않던 사람이 유산소 운동을 가볍게 생각하고 접근했다가 심장에 무리를 느끼는 경우도 있다. 유산소 운동 전에는 늘 스트레칭을 하여 몸에게 운동을 할 것이라는 신호를 보내야 한다. 우리 몸은 새로운 것은 좋아하지만 갑작스러운 것은 거부할

때가 있다. 거부란 대부분 몸의 증세로 이어지는 만큼 주
의할 필요가 있다.

걷기의 마법

수많은 유산소 운동 중 필자가 생각하는 최고의 유산소 운동은 걷기이다. 세대 구분 없이 누구나 할 수 있다는 편의성의 측면에서나 의학적인 측면에서나 걷기만큼 좋은 유산소 운동을 찾기는 어렵다. 게다가 별다른 돈이 들지도 않는다. 오래 걸어도 발이 편안한 신발 하나만 있으면 된다. 걷기만 꾸준하게 해도 뇌졸중뿐만 아니라 대부분의 질환을 예방하거나 회복할 수 있다.

걷기의 중요성을 모르는 사람은 없을 것이다. 건강 관

런 도서와 영상에서도 늘 걷기의 중요성을 언급한다. 건강 관련 미디어를 접하지 않는 사람이라 할지라도 일반 상식으로 충분히 알 수 있는 영역이다. 그럼에도 불구하고 필자를 포함한 많은 전문가들이 계속해서 걷기의 중요성을 언급하는 이유는 한 가지이다. 현대인은 잘 걷지 않기 때문이다.

현대 사회는 과학의 발전과 더불어 편리함을 중시하는 삶으로 변해가고 있다. 사람들은 그런 점에서 걷기와 편리함은 조금 동떨어져 있다고 생각한다. 버스 한 정거장 거리도 차를 타고 움직이려 하고 차가 없으면 버스와 지하철이 차를 대신한다. 필자의 지인은 3층에 사는데도 매번 엘리베이터를 기다린다. 3층 정도면 쉬엄쉬엄 올라가고 내려가면 되지 않느냐고 말하면 오히려 "시간이 중요한 현대사회에서 엘리베이터라는 편리한 문물을 놔두고 왜?"라는 눈빛으로 답한다. 하지만 아이러니하게도 3층을 걸어서 오르락내리락 하는 것보다 고층에서 내려오는 엘리베이터를 기다리는 시간이 훨씬 오래 걸린다는 것이다.

발과 다리의 중요성

한의학에서 발은 제2의 심장이라 불린다. 한방의료기관을 한 번이라도 방문해본 사람이라면 발의 중요성은 익히 들었을 것이다. 발바닥은 물구나무를 서지 않는 한 언제나 가장 밑에 위치한다. 서있을 때는 몸의 무게를 온전하게 지탱히는 중요한 역할을 한다. 그렇기 때문에 천지(天地)와 음양(陰陽)의 관점에서 '음(陰)'과 '지(地)'를 뜻한다고 볼 수 있다.

발은 인체의 주요 경락과 경혈이 대부분 지나간다. 피부나 근육에 나타나는 중요한 반응점 혹은 그 경로를 뜻하는 경락(經絡)의 관점에서 보면 발바닥은 인체에 분포된 12경락 중 하나인 족소음신경(足少陰腎經)이 지배한다고 본다. 족소음신경은 발바닥에 위치한 경혈(經穴)인 용천(湧泉)에서 시작된다고 보며, 다리 안쪽·혀뿌리·목구멍·외생식기·척추·심포(心包)·폐·간·방광·콩팥 등과 연계되어 있다. 족소음신경에 문제가 생기면 가래에 피가 섞이고 숨이 차며 가슴이 아픈 등 폐나 심장 질환 증상과 더불어 신경에 연결된 각종 부위에서 발생하는 질환들이 주로 나타난다.

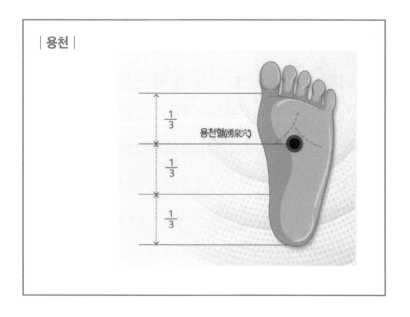

| 용천 |

용천혈(勇泉穴)

$\frac{1}{3}$

$\frac{1}{3}$

$\frac{1}{3}$

걷는다는 것은 족소음신경을 포함한 경락과 경혈이 원만하게 활성화되는 것을 의미한다. 뇌로 가는 자극과 기혈(氣血)의 공급을 강화함으로써 뇌로 혈액이 원활하게 흘러들어가도록 한다. 따라서 뇌에 필요한 산소뿐만 아니라 각종 영양분이 원활하게 공급되어 뇌졸중을 예방하는 역할을 한다. 또한 감정을 가라앉히는 신경전달물질과 호르몬이 활성화되며 자율 신경계의 작용을 원활하게 하여 스트레스의 해소에 큰 도움을 준다. 이것이 우리가 걷다 보면 머리가 맑아지면서 안 좋은 기분은 가라앉게 되는 이유이다.

발만큼이나 다리도 걷기에서 중요한 부분이다. 다리는 노후 건강의 초석으로 여겨진다. 사람의 하반신에는 전체 근육의 60% 이상이 집중되어 있으며, 그중에서도 다리에는 30% 정도의 근육이 있다. 이 근육들은 뇌간(腦幹)과 연결되어 있으며 하반신 근육을 통한 신경 자극은 대뇌 신피질의 감각 영역에 전달되며 뇌간을 자극한다. 앞서 설명했듯 뇌간은 '생명의 뇌'로 불릴 만큼 인체에서도 가장 중요한 부분이라고 볼 수 있다. 튼튼한 다리는 심장으로 혈액을 원활히 되돌려 보낼 수 있으며 척추에 가해지는 충격을 줄여 상체 활동이 원만하게 이루어질 수 있는 버팀목 역할을 한다.

그런데 현대인의 하체는 그다지 건강하지 못하다. 여러 연구들에 따르면 현대인들은 남녀 모두 상체보다 하체 허약자의 비율이 더 높아지고 있으며, 나이가 들수록 하체 근육 사용량의 감소 폭도 더 커지고 있다. 또한 나이가 들수록 하체 근육량이 감소하면서 몸 전체의 근육량도 감소할 수 있다. 따라서 뇌간으로 향하는 신경 자극이 약해질 수 있으며 상체를 버티는 척추에 충격이 가해져 몸에 이상이 발생한다. 이런 점에서 다리를 적극 활용하는 걷기는 정말 중요할 수밖에 없다.

실생활에서 걷기

사람들이 착각하는 것 중 하나가 매일 걷기만 하면 살이 저절로 빠질 거라는 생각이다. 단순히 두 다리를 활용하여 걸음을 걷는다고 해서 걷기의 운동 효과가 발생하진 않는다. 걷기가 걷는 '행위'가 아닌 '운동'이 되기 위해서는 일정 시간 동안 쉬지 않고 걸어야 한다. 그 시점은 탄수화물이 연소되고 지방이 연소되기 시작하는 30분 이상으로 본다. 즉, 쉬지 않고 최소 30분 이상은 걸어야 걷기의 효과들이 본격적으로 몸에 나타나는 것이다. 따라서 10분씩, 20분씩 나눠서 종일 걸어 다닌다고 해도 별다른 효과를 보긴 어렵다. 걷는 행위가 업무의 방식인 사람이라도 앞에서 언급한 것처럼 운동으로서의 걷기가 아니라면 효과를 기대하기는 어렵다는 이야기이다.

걷기는 누구나 할 수 있지만 운동으로서 효과를 보이기 위해서는 올바른 자세가 중요하다. 걸을 때는 고개를 곧게 세우고 배에 힘을 주고 등을 곧게 펴야 한다. 천천히 자세를 음미하듯 시선은 정면을 응시하되 10~15m 앞 땅바닥을 바라보는 정도면 된다. 호흡은 코로 깊이 들이마시고 입으로 내뱉어야 한다. 팔은 L자 혹은 V자를 유지하면 된다. 그런데 너무 의식적으로 팔을 휘두르면 오히려 어색할 수 있으므로 그저 자연스럽게 몸의 흐름에 맞추면 된다. 보폭은 자기 키에서 100cm를 뺀 거리만큼으로 두면 되며 발은 뒤꿈치, 발바닥, 발가락 순으로 땅에 닿으면 된다. 신발은 바닥을 밟았을 때 편안함이 느껴지면 된다.

잘못된 자세로 걸으면 몸에 부하를 준다. 11자가 아닌 팔자 걸음걸이는 다리에 혈액 순환이 올바르게 이루어지지 못하게 한다. 하체 근육이 두껍게 튀어나와 하체가 물에 젖은 스펀지마냥 무거운 느낌이 든다. 걸을 때 상체를 아주 크게 움직이거나 좌우로 크게 비틀면 척추를 감싼 디스크에 무리가 발생할 수 있음을 인지해야 한다.

걷기에 익숙해졌다면 걸음 속도를 조금 올려보는 것도 괜찮은 방법이다. 빠르게 걷기와 관련된 연구에 따르면 빠르게 걸으면 일반적인 걷기보다 혈압 개선 및 콜레스테롤 수치 저하에 도움을 준다고 알려졌다. 또한 운동 시에 최대 심박수에 도달해야만 내장 지방이 제거될 수 있다. 걷는 방식은 앞서 설명한 부분과 동일하되 속도는 숨이 조금 가쁜 상태를 유지하면 된다. 맥박 수로 본다면 '160 - 자기 나이'로 두면 된다. 만약에 서른이라면 160 - 30 = 130이다.

걷기에서 중요한 것은 그 순간에 집중하는 것이다. 걷는 그 순간만큼은 타인의 시선을 비롯해 자신의 수많은 걱정과 고민은 잠시 내려놓고 걷는 행위 자체에 집중하는 게 좋다. 신경을 많이 쓸수록 걷는 자세가 흐트러질 확률이 높다. 올바른 자세로 앞으로 내디디는 한 걸음, 한 걸음이 뇌졸중을 예방하고 회복하게 하는 소중한 순간이 된다.

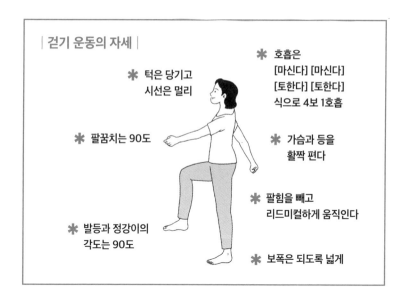

| 걷기 운동의 자세 |

✻ 턱은 당기고
시선은 멀리

✻ 팔꿈치는 90도

✻ 발등과 정강이의
각도는 90도

✻ 호흡은
[마신다] [마신다]
[토한다] [토한다]
식으로 4보 1호흡

✻ 가슴과 등을
활짝 편다

✻ 팔힘을 빼고
리드미컬하게 움직인다

✻ 보폭은 되도록 넓게

나이가 들어도
근력 강화 운동을 해야 한다

근육은 체중의 40% 정도를 차지하며 우리 몸에서 다양한 역할을 한다. 가장 기본적으로는 뼈를 보호하고 체형을 유지하며 운동 기능을 수행한다. 별다를 게 없어 보이는 내장에도 근육이 존재하며 소화기관이나 내장기관의 연동 운동을 촉진하여 음식을 소화시키고 배변에 중요한 역할을 한다. 인체에서 중요하다고 여기는 심장에도 당연히 근육이 있으며 외부의 강한 자극으로부터 심장을 보호하는 보호막 역할을 한다. 이렇듯 근육이란 단지 외형적으로 보이는 멋스러움이 아닌 삶을 살아가는 데 있어서 아주 중요한 역할을 한다.

근육은 운동을 하거나 단백질 위주의 식단을 섭취하지 않는다면 시간이 지날수록 줄어드는 특징이 있다. 신체 노화로 인해 근육 세포 수가 감소하기 때문이다. 운동을 꾸준하게 해 온 사람이라도 운동을 쉬면 근육 세포의 수가 감소한다. 만약 운동을 하지 않은 채 지방과 음주 위주의 식습관이 이루어진다면 세포 감소의 속도는 급격히 빨라진다.

"근육이 빠지는 자리에 질병이 채워진다."는 말이 있다. 근육량이 줄어들면 뼈와 주변 인대를 제대로 받쳐 주지 못해 골절 위험이 상당히 높아지며 회복 속도도 더뎌진다. 나이가 들면 눈길을 더욱 조심하라는 이유이다. 또한 근육은 우리 몸의 에너지원을 저장한다. 근육이 줄어들면 에너지들이 중성 지방으로 변환되어 복부나 각종 혈관에 노폐물로 쌓여 비만, 혈관 질환 등을 불러오는 주요인이 된다.

이러한 이유들로 뇌졸중을 비롯해 각종 질환을 예방하기 위해서는 근력 강화 운동이 이루어져야 한다. 근력 강화 운동을 통해 근육량이 늘어나면 신체 관절을 둘러싸고 있는 인대 등 섬유 조직을 강하게 하여 관절을 보호할 수 있으며 골밀도가 높아져 골다공증을 예방할 수 있다. 근육량이 증가하면 기초 대사량의 유지와 증가로 체중을 유지하고 내장 지방을 줄이는 데 큰 역할을 할 수 있다. 하루에 쉴 시간조차 없다고 말하는 바쁜 현대인일지라도, 나이가 들어 아령 하나 들 힘이 없는 사람이라 할지라도 근력 강화 운동이 반드시 필요한 이유이다. 근력 강화 운동을 하지 않으면 각종 질환에 내 몸을 내맡기는 것과 다를 바 없다. 근력 강화 운동은 유산소 운동과 같이 병행하면 가장 좋다. 물론 꾸준히 일정 시간을 할애해야 하는 어려움이 있을 것이다. 그러나 시간을 계획적으로 분배하여 잘 사용한다면 충분히 할 수 있다.

일반적으로 근력 강화 운동이라고 하면 헬스장에서 무거운 역기를 드는 것으로 생각한다. 물론 무거운 무게를 들고 내리고 하는 운동을 하는 만큼 근육량이 증가될 수 있다. 그러나 근력 강화 운동이라고 해서 무조건 무거운 물건을 드는 것만은 아니다. 대표적인 근력 운동으로 팔 굽혀펴기, 윗몸 일으키기, 턱걸이, 아령, 고무 밴드, 모래 주머니, 철봉 등을 이용한 운동을 들 수 있다. 그곳이 헬스장이건 집이건 야외 공원이건 장소는 별로 중요하지 않다. 운동을 하겠다는 의지만 있으면 자신이 머무는 곳이 바로 운동을 하는 장소가 될 수 있다.

대신 나이에 따라 근력 강화 운동의 강도, 시간, 횟수 등을 달리할 필요가 있다. 근력 운동을 거의 해보지 않은 60대가 근육 강화에 욕심이 생겨 갑작스럽게 무거운 바벨을 들거나 철봉 운동을 하면 근육이 생기기 전에 몸에 이상이 생길 확률이 더 높다. 또한 심장에 부담을 줄 수 있으며 근수축이 거세어져서 국소적으로 힘이 무리하게 가해질 수도 있다. 그리고 관절에 질환을 앓고 있는 사람이라면 회복되기 어려울 정도의 관절 손상을 당할 수 있다. 필자에게 오는 관절 환자 중에 퇴행성 관절염 문제만큼이나 무리한 운동으로 인해 관절 손상을 당해서 오는 경우가 많다. 무리하지 말고 퍼즐 맞추듯이 천천히 운동을 해 나가면 나중에는 나이가 무색할 정도로 젊고 원기 왕성한 모습을 보일 수 있다.

근력 강화 운동에서 중요한 것 중 하나는 휴식이다. 가끔 단기간에 근육을 만들고 싶어 하는 사람들이 하루도 빠짐없이 매일 오전, 오후로 나눠 2시간씩 운동을 하기도 한다. 그런데 근육이 생성되는 원리상 그렇게 한다고 해서 발생하진 않는다. 근육을 키우기 위해서는 횟수나 무게를 달리하여 기존의 자극보다 더 많은 자극을 주면 더 큰 자극에 적응하기 위해 파열된 근육을 재생시키며 근육이 성장한다. 일반적으로 근육이 회복되기까지 48~72시간이 걸린다. 즉, 근육의 회복을 위해서는 적절한 영양분 섭취와 더불어 휴식이 필수이다. 휴식 없이 무리하기만 하면 오히려 부상을 입을 확률이 더 높다는 점을 알아둬야 한다.

하체 운동의 중요성

우리 몸은 상체, 하체로 나눌 수 있다. 그런데 대부분 근력 강화 운동이라고 하면 상체를 위주로 생각한다. 어깨를 넓히고 가슴 근육을 키우고 복부에 지방을 덜어내어서 숨어 있는 복근을 밖으로 보이게끔 한다. 그러한 데는 타인에게 주로 보이는 부분이 상체이며 근육 발달이 하체보다 빠르게 된다는 이점이 있기 때문이다.

그런데 앞서 유산소 운동에서 이야기했듯이 인체에서 하체는 아주 중요하다. 하체는 전체 근육의 60% 이상이 집중되어 있는 만큼 근력 강화 운동이 필수로 이뤄져야 하는 부위이다. 하체가 튼튼하게 잘 받쳐주지 않으면 상체 근육도 제대로 사용할 수 없다. 하체 근육이 발달하면 그 주변에 모세혈관이 많이 생겨서 온몸에 혈액 순환이 잘 되며 지방 분해력도 증가한다. 하체 근육의 약화로 체력과 힘이 부족해서 활동량이 줄어들면 노화에도 직접적인 영향을 미치게 된다.

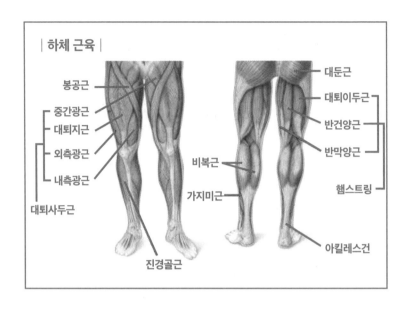

| 하체 근육 |

봉공근
중간광근
대퇴지근
외측광근
내측광근
대퇴사두근
진경골근

대둔근
대퇴이두근
반건양근
반막양근
햄스트링
비복근
가지미근
아킬레스건

하체는 크게 엉덩이, 허벅지, 종아리로 나눌 수 있다. 엉덩이는 우리 몸의 중심 역할을 한다. 엉덩이는 크게 대둔근, 중둔근, 소둔근으로 나뉘는데 일반적으로 엉덩이라 알고 있는 부분은 대둔근이다. 엉덩이 근육이 약해지면 무릎, 골반을 비롯한 다른 고관절 근육들에 통증을 느끼게 된다. 또한 배뇨 장애를 불러일으키는 큰 원인이 되기도 한다.

허벅지는 우리 몸의 에너지 저장소 역할을 한다. 우리 몸의 근육 중에서 당분을 가장 많이 저장하고 대사시키는 역할을 한다. 허벅지 근육이 발달할수록 오랫동안 힘을 낼 수 있다. 운동선수들을 이야기할 때 괜히 허벅지 굵기를 이야기하는 것이 아니다. 허벅지 근육이 줄어들면 사용 가능한 에너지가 줄어들어 쉽게 피로를 느낀다. 최근의 연구결과에 따르면 허벅지 둘레가 1cm 줄어들 때마다 당뇨병에 걸릴 위험이 남자는 8.3%, 여자는 9.6%씩 증가하는 것으로 조사됐다. 또한 당뇨는 뇌졸중을 불러일으키는 고위험 요인들 중 하나이다.

종아리는 하체에 내려온 혈액을 심장으로 올려주는 역할을 한다. 종아리 근육이 움직일 때마다 정맥 밸브들이 심장 쪽으로 혈액을 밀어 올려주어 혈액 순환을 원활하게 하는 것이다. 즉, 종아리 근육이 건강하지 않으면 혈액을 심장까지 끌어올릴 힘이 줄어들며 가끔은 역류가 발생하기도 한다. 하지정맥류를 비롯해 심부(深部) 정맥 혈전증에 걸릴 위험이 있다.

일반적으로 하체에 근육이 없다고 느끼는 전조 증상들이 있다. 바지를 올려 입어도 엉덩이 부분이 헐렁하거나 딱딱한 의자에 앉으면 엉덩이가 아프거나 전립선 질환을 가지고 있거나 괄약근이 약해져 소변이 새거나 다리가 시리거나 저리는 증상 등을 들 수 있다. 이러한 증상들이 자신뿐만 아니라 타인의 눈에도 드러날 정도가 된다면 이미 몸에 문제가 생긴 이후로 볼 수 있다.

하체를 단련하는 대표적인 방법으로 스쿼트와 런지를 들 수 있다. 스쿼트는 데드리프트, 벤치 프레스와 함께 근력 강화 3대 운동 중 하나이다. 스쿼트를 하면 허벅지를 중심으로 한 부위에 직·간접적인 자극이 전달되어 근육이 발달된다. 스쿼트를 할 때는 양발을 어깨 너비로 벌리고 서서 최대한 앉는다. 이때 무릎 굴곡 각도가 최대 90도를 넘지 않아야 하며 무릎이 발가락보다 앞으로 나오면 안 된다. 그런데 앉는 자세가 불편하다면 무릎이 발가락 앞으로 일정 부분 나와도 괜찮다. 사람마다 체형이 다르기 때문에 발생하는 문제로 볼 수 있다. 무엇보다 허리를

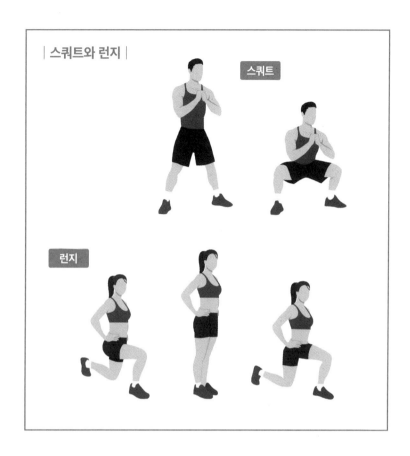

| 스쿼트와 런지 |

스쿼트

런지

굽히지 않는 것이 중요하다. 꾸준한 운동을 통해 자신만의 자세를 찾는 게 중요하다. 처음에는 10개 전후로 진행하다가 숫자를 점차 늘려가면 된다. 근력이 적어 일반 스쿼트 동작이 어려우면 다리를 어깨보다 넓게 벌리는 와이드 스쿼트를 권장한다.

런지는 허벅지와 종아리 근육을 키울 수 있다. 똑바로 서서 한쪽 다리를 앞으로 내디딘 다음에 허벅지가 바닥에 평행이 될 때까지 낮춰야 한다. 반대쪽 다리도 같은 방법으로 진행하여 10~20회씩 진행한 후 숫자를 점차 늘려 가면 된다.

모든 운동이 마찬가지지만 스쿼트와 런지를 할 때 중요한 것은 횟수보다 자세이다. 엉망인 자세로 100회를 하는 것보다 제대로 된 자세로 10회를 하는 게 근육 형성에 훨씬 큰 도움이 될 수 있으며 부상도 사전에 방지할 수 있다.

유연성 강화 운동의 필요성

유연성 강화 운동은 뇌졸중 예방에 있어서 유산소 운동, 근력 강화 운동만큼이나 중요하다. 우리 몸은 신체가 유연하지 못하면 뻣뻣해져 평소에도 관절, 근육, 인대에 무리가 올 수 있다. 관절이 굳으면 관절을 지나가는 혈관과 신경도 압박을 받는다. 일시적으로 팔다리 저림과 시림 정도에서 머물 수도 있지만, 만약 어깨 관절이 굳으면 경동맥이 굳어져 압력이 올라가 뇌출혈로 이어지기도 한다.

그럼에도 유연성 강화에 신경을 쓰는 사람은 그다지 많

지 않다. 특히 남성은 유연성이 좋다는 말을 들으면 그저 몸이 날렵하다는 칭찬 정도로만 받아들일 때가 많다. 그러다 보니 유연성의 중요성을 제대로 인지하지 못한 채 유연성 강화를 위해 별다른 노력을 하지 않는 경우가 허다하다. 지금 당장 일어나서 허리를 굽혀 두 손바닥을 땅에 닿으려 해보자. 어렵지 않게 두 손바닥이 땅에 닿는 사람도 있겠지만 많은 사람들이 닿지 않을 것이다. 닿는다고 해도 손바닥이 아닌 손끝 정도이며 종아리와 허벅지 뒤쪽이 저려올 것이다. 여성의 경우 요가, 필라테스 등 각종 운동을 통해 유연성 강화에 신경을 쓰기에 남성보다는 유연하다고 볼 수 있다. 그러나 여성의 경우도 꾸준하게 관리를 하지 않으면 남성과 똑같은 경우가 될 확률이 높다.

사람은 나이가 들수록 관절이 굳어져 유연성과는 점차 거리를 두게 된다. 기계의 부품이 녹슨다면 부품을 교체하거나 기름칠을 하면서 연결을 유연하게 할 수 있지만 사람은 그렇지 못하다. 유산소, 근력 강화 운동과는 달리 유연성은 젊을 때 별다른 노력을 하지 않으면 나이가 들수록 쉽사리 극복하기 힘든 특징을 가지고 있다. 그런 점에서 나이가 들수록 관절이 굳지 않도록 더욱 관리를 해줘야 한다. 인대와 근육의 탄력성은 노화와는 반비례한다고 볼 수 있다. 노년에 근력 운동만큼이나 유연성 강화에 시간을 들여야 하는 이유이다.

바른 자세의 중요성

유연성 강화의 첫 번째 단계는 자세를 점검하는 것이다. 바른 자세만으로도 유연성을 기를 수 있다. 바른 자세란 몸의 균형이 잘 맞고 골격과 근육이 제대로 정렬되어 있는 상태를 말한다. 몸의 앞뒤, 좌우를 나눠 보았을 때 한쪽으로 치우치지 않는 게 중요하다. 거울을 사용하거나 휴대폰으로 자신의 모습을 촬영한 후, 다음 사항을 확인해보자. 자신의 자세가 어떤지 점검할 수 있다.

> ▸ 양쪽 눈과 귀, 어깨의 높이가 수평을 이룬다.
>
> ▸ 양손 끝이 가로로 평행한 위치에 있다.
>
> ▸ 무릎과 두 발이 가로로 평행한 위치에 있다.
>
> ▸ 몸의 측면을 보았을 때 귀, 어깨, 골반이 일직선을 이룬다.

몸의 균형이 정확하게 이루어지긴 힘들다. 실제로 좌우 대칭이 정확하게 이뤄지는 경우는 거의 없다고 한다. 그런데 만약 지나치게 한쪽이 기울어져 있거나 평형이 맞지 않는다면 분명 그동안의 자세에 문제가 있었던 게 분명하다. 만약 지금의 자세가 바르지 못하다면 바른 자세로 고칠 필요가 있다. 안 좋은 자세는 대부분 오랜 습관으로 만들어졌기 때문에 그 무엇보다 고치기 어렵다는 것을 잘 안다. 그럼에도 우리가 노력해야 하는 이유는 결국 건강을 위해서이다.

일반적으로 안 좋은 자세를 이야기할 때 다리를 꼬고 앉거나 짝 다리를 짚거나 턱을 괴는 자세를 예로 든다. 그런데 이보다 더 문제는 현대인의 필수품이라 여기는 휴대폰이 등장하면서 발생했다. 휴대폰의 작은 화면에 담긴 내용을 확인하기 위해 오랜 시간 거북목 형태를 유지한다. 현대인의 하루 평균 휴대폰 사용 시간은 약 3~4시간으로 즉, 하루에 3~4시간 동안 목과 허리를 구부정한 자세를 유지하고 있다는 의미이다.

이러한 자세가 오랜 시간 유지되면 뼈가 틀어지고 척추와 골반의 균형이 무너져 다양한 질환으로 이어지게 된다. 허리, 목, 골반을 비롯해 각종 관절의 통증과 더불어 디스크를 유발할 수 있다. 등이 굽고 가슴이 밑으로 처지면서 심장과 폐 등 장기의 기능에도 영향을 미친다. 휴대폰의 과다 사용으로 인해 눈의 안압이 높아지면 뇌압 상승으로 이어져 뇌졸중까지 유발할 수 있는 원인이 된다.

평소에 바른 자세를 취하면 뇌로 가는 혈액량을 원활히 할 수 있다. 수많은 신경다발과 혈관이 목을 통과해 지나가는 만큼 목의 각도가 조금만 틀어져도 뇌로 가는 혈액량이 급격하게 줄어들게 된다. 뇌로 가는 혈액량이 줄어들면 심장에서 임시로 혈액량을 증가시킬 수 있지만 지속될 경우 문제를 유발할 수 있다. 혈액의 흐름이 원활해지면 림프 순환에도 특별한 문제가 발생하지 않아 몸에 쌓인 독소나 노폐물이 혈관에 쌓이지 않고 잘 빠져나가게 된다. 신체 기관들이 정상적으로 작동하게 되어 뇌졸중을 예방하는 데 큰 도움이 된다.

일상에서 바른 자세를 취할 방법은 몇 가지가 있다. 의자에 앉을 때는 허리를 의자 등받이 깊숙이 밀어 넣고 상체를 세워야 한다. 턱을 당기고 머리를 세우면 자연스럽게 몸이 세워져 목과 어깨에 전해지는 부담이 줄어든다. 무릎은 직각을 이루면서 발이 바닥에 닿아야 안정적인 자세가 유지될 수 있다. 의자가 너무 커서 바닥에 닿지 않으면 의자 높이에 맞는 발받침을 준비하는 것이 좋다. 컴퓨터나 노트북을 사용할 때는 화면이 최대한 눈높이에 오도록 맞추는 게 좋다. 별도의 거치대가 없다면 얇은 책을 쌓는 것도 도움이 될 수 있다.

누워있을 때는 천장을 보고 누워 손바닥은 천장을 향하

게 하는 게 가장 좋다. 목과 허리에 전해지는 부담이 거의 없기 때문이다. 옆으로 눕는다면 척추에 부담이 줄어들고 무릎과 고관절을 약간 구부리면 허리에 부담이 더 줄어든다. 무릎 반대로 엎드려 누우면 엉덩이와 등뼈가 천장을 향해 꺾이면서 목 인대와 척추가 틀어지게 된다.

스트레칭의 중요성

자세를 교정하는 게 유연성 강화에 조금은 수동적인 행동이었다면 스트레칭은 조금 더 적극적인 행동으로 볼 수 있다. 스트레칭은 근육의 긴장을 억제하여 근육이 보다 잘 이완되도록 한다. 또한 혈액 순환이 원활하게 이뤄지도록 하며 혈관 기능에 영향을 미쳐 혈압을 낮추는 역할을 한다. 그리고 스트레칭은 몸속의 독성 노폐물을 배출하여 동맥 경화를 사전에 방지하는 역할을 한다. 일상생활에서 스트레칭을 꾸준하게 하면 관절의 가동 범위를 증가시켜 운동 중 부상을 방지하며, 운동이 끝난 후에는 근육이 심하게 뭉치는 것을 풀어주게 되어 신체의 균형과 바른 자세를 유지하게 하고, 심신을 모두 조화롭게 조절하는 데 도움을 준다. 이는 한의학적으로 볼 때 전신에 분포된 12경락의 흐름을 원활하게 하기 때문이라고 해석할 수 있다.

잠들기 전이나 잠에서 깨어난 후 스트레칭을 해주면 좋은데, 특히 아침에 하는 스트레칭은 밤새 쉬었던 혈액과 림프 순환을 촉진시켜 밤새 굳었던 근육을 풀어주는 역할을 한다. 스트레칭을 할 때에는 전문가처럼 어려운 동작을 하지 않아도 된다. 베개를 베고 바로 누워 두 팔과 다리를 수직으로 들고 가볍게 흔들어 주어도 된다. 스트레칭은 고통이 느껴지는 것보다 기분이 좋을 정도로 몸이 풀린다는 느낌을 받을 정도의 강도로 하는 것이 좋다. 보통 15~30초를 한 번으로 두고 같은 동작을 5~10분 정도 반복하는 게 좋다. 시간과 강도는 상황에 따라 달리하면 된다. 밤에는 가벼운 복부 마사지를 해주면 좋다. 다음 날 배에 자극을 주게 되어 장 운동을 활발하게 해준다. 방법은 전혀 어렵지 않다. 배꼽을 중심으로 둔 채 양손을 배 위에 올리고 손바닥에 힘을 주어 배꼽을 중심으로 시계방향으로 돌리면 된다. 손가락으로 배나 옆구리 쪽을 아프지 않을 정도로 꾹꾹 눌러주면 된다.

스트레칭의 방법은 부위별로 수십 가지씩 있다. 팔다리를 흔들거나 배를 쓰다듬는 것처럼 누구나 할 수 있는 스트레칭부터 일정 이상의 운동 능력이 필요한 자세도 있다. 어려운 스트레칭 동작을 하는 거라면 올바른 자세로 제대로 하는 게 좋다. 잘못된 스트레칭은 오히려 근육의 긴장을 불러와 담이나 결림을 비롯해 해당 부위의 통증 또는 두통까지 이어질 수 있다.

누구나 할 수 있는 운동

운동이 뇌졸중 예방을 포함하여 몸과 마음을 건강하게 만들어준다는 걸 모르는 사람은 없다. 하지만 적극적으로 실천하는 사람은 많지 않다. 그러한 이유는 여러 가지가 있는데 여기서는 크게 두 가지로 구분해 보겠다.

첫째는 운동할 시간이 없을 만큼 너무 바쁘다. 현대인 모두에게 해당되지만, 일반적으로 젊은 층에 주로 해당한다. 실제로 필자에게 방문하는 젊은 환자들에게 운동을 권하면 대부분 야근 때문에, 회식 때문에, 업무 때문이라는 이유로 운동할 시간이 없다고 한다. 둘째는 운동하기에 몸이 따라오지 않는 것이다. 이에 대한 세부적인 이유는 나이와 부상을 들 수 있다. 나이가 들면 운동할 근력이 부족해진다. 가끔 실제 나이는 60대지만 신체 나이는 적어도 30대라고 착각하는 사람들이 있다. 젊었을 때 노동으로 왕성하게 일한 이력을 바탕으로 노년에도 근력이 남아 있을 거라고 여기는 것이다. 그러나 노동을 통한 근력과 꾸준한 운동을 통한 근력은 확연히 다르다. 몸의 일부에 부상을 입으면 운동을 할 때 오히려 통증을 유발하여 못하는 경우도 있다.

솔직히 말하면 두 가지 이유를 다 이해할 수는 있지만 공감하지는 못한다. 아무리 바쁘고 나이가 들었다고 해도 건강을 위해서는 운동을 해야 하기 때문이다. 바빠서 운동할 시간이 없다고 말하는 환자일지라도 집에서 TV를 보거나 술을 마시는 시간은 늘 남겨둔다. 나이가 들어도 신체 나이에 맞춰서 할 수 있는 운동은 충분히 존재한다. 부상도 심각한 정도가 아니라면 재활의 형태로 운동을 진행할 수 있다. 분명한 것은 운동은 하지 못하는 이유보다 해야 할 이유가 더 크고 중요하다는 것이다. 아무리 바빠도 운동을 빼먹지 않으며 나이가 들수록 운동시간을 더욱 챙기려 노력해야 하는 이유는 이처럼 분명하다.

그러나 누구에게나 말 못할 사정은 존재한다. 그런 사람들을 위해 시간과 나이와 크게 상관없이 누구나 손쉽게 할 수 있는 운동을 소개하려 한다. 앞에서 언급한 스트레칭을 비롯해 계단 오르기와 백팔배이다. 스트레칭의 가장 큰 장점은 누구나 할 수 있다는 점이며, 계단 오르기와 백팔배의 장점은 시간과 특별한 장소에 상관없이 최단 시간에 최대 효과를 얻을 수 있는 운동이라는 점이다. 단, 계단 오르기와 백팔배는 무릎과 허리에 일정 부담이 쥐어지는 만큼 본인의 관절 상태에 따라서 진행 여부를 결정하는 걸 권장한다.

스트레칭의 종류

턱 당기기

뒷목의 근육을 유연하게 만드는 역할을 한다. 양손을 모아 턱밑에 받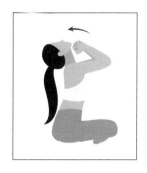힌 후 턱을 들어 올리듯이 손을 밀면서 고개를 뒤로 젖힌다. 목 앞부분에 신전감이 느껴지면 멈추고 약

5초간 그 자세를 유지한다. 3~5회 정도 반복한다.

목 누르기

목 근육을 유연하게 만드는 역할을 한다. 오른손은 머리 위로 하여 왼쪽 귀에, 왼손은 등 쪽에 손을 댄다. 머리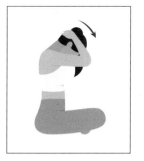를 잡은 손을 옆으로 지긋이 당긴 후 비스듬한 측면을 당긴다. 뒤통수 쪽을 잡고 앞쪽으로 지그시 당긴다. 오른손과 왼손을 번갈아가며 각각 3~5회 반복한다.

견갑골 쥐어짜기

뒷목의 근육을 유연하게 만드는 역
할을 한다. 몸을 바르게 편 후 양팔
을 등 뒤로 뻗는다. 그 상태로 손깍
지를 끼고 팔을 완전히 편다. 양 가
슴과 어깨 부분에 신전감이 느껴질
때까지 5초간 유지한다.

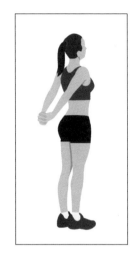

어깨 누르기

양손을 머리 위로 올린 뒤 한쪽 팔꿈치를 아래로 접는다.
반대쪽 손을 이용해 아래쪽으로 당긴다는 기분으로 눌러
준다. 그 상태에서 5초간 정지한다. 오른손과 왼손을 번갈
아 가며 각각 3~5
회 반복하다.

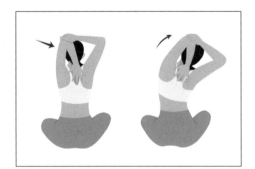

슈퍼맨 스트레칭

등허리를 강화하는 데 도움을 준다. 배를 바닥에 대고 누워 팔을 앞으로 쭉 뻗는다. 그 상태에서 다리를 쭉 편 상태로 들어 올린다. 동시에 팔과 어깨, 머리를 들어 올린다. 그 상태에서 5~10초간 정지한다. 3~5회 반복한다.

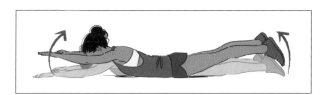

옆으로 누워 몸통 돌리기

굽은 등을 펴는 데 도움을 준다. 왼쪽으로 누워 오른손을 앞으로 뻗어 왼손에 포갠다. 무릎은 모은 후 90도로 구부린다. 다리는 고정한 채 오른팔을 반대 방향으로 펴면서 몸통을 비튼다. 얼굴과 목도 오른쪽으로 비튼다. 다리가 바닥에서 떨어지지 않고 상체만 틀어져야 한다. 반대편도 같은 방법으로 하여 3~5회 반복한다.

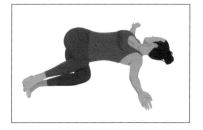

코브라 스트레칭

복근의 긴장을 높이는 역할을 한다. 편한 자세로 엎드린 후 두 손을 어깨 밑에 놓고 팔꿈치는 굽힌다. 발에 힘을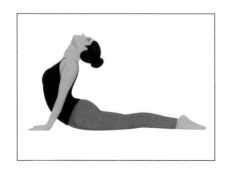
주면서 몸을 앞으로 밀며 몸통과 머리를 활 모양으로 굽힌다. 5~10초간 정지한다. 3~5회 반복한다.

손목터널증후군 스트레칭

손목의 긴장을 높이는 역할을 한다. 앞에 누군가 있다고 생각하고, 오른손목을 꺾어 손바닥이 상대방이 보이도록 손을 위치하고 쭉 뻗는다.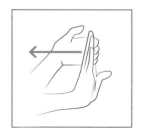
왼손으로 오른손의 손끝을 잡고 몸 쪽으로 잡아당긴다. 10초간 유지한다. 손을 바꿔가며 3~5회 반복한다.

발목 위아래로 움직이기

발목의 긴장을 높이는 역할을 한다. 편한 자세로 앉아 다리를 쭉 뻗는다. 무릎을 펴고 발목을 위아래로 20회 가량 움직인다. 빠르게 보다는 천천히 하는 게 좋다. 3회 반복한다.

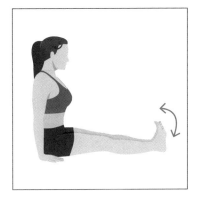

계단 오르기

계단 오르기는 엉덩이와 허벅지 근육을 강화한다. 평지를 걸을 때보다 약 1.5배의 에너지가 더 소모된다고 볼 수 있다. 에너지가 소모되는 만큼 심장 박동 수가 빠르게 증가하며, 그에 따라 호흡도 증가하여 폐와 심장 기능을 강하게 만든다. 별다른 준비물은 없다. 계단을 오를 때 발에 무게가 실리므로 발목에 무리가 가지 않는 가벼운 러닝화만 있으면 된다. 계단 오르는 법은 다음과 같다.

1. 발바닥의 위치를 앞부분부터 디디면 허리와 엉덩이 근육에 조금 더 자극을 줄 수 있다. 발목이나 무릎이 좋지 않다면 전체를 지면에 닿으면 된다. 발은 11자로 내디뎌야 하며, 팔은 자연스럽게 발의 흐름에 맞추면 된다.

2. 가슴은 활짝 펴고 복부에 힘을 준 뒤 허리를 반듯하게 한다. 허리가 구부정하면 복부의 힘이 빠져서 척추와 허리 근육의 균형이 깨져 오히려 부상을 입을 수 있다.

3. 일정 구간을 두고 계단을 두 칸씩 오르면 허벅지 안쪽과 뒤쪽 근육까지 자극을 줄 수 있다. 발목이나 무릎이 좋지 않다면 한 칸씩 천천히 오른다.

4. 내려올 때는 엘리베이터를 이용하는 것이 좋다. 없다면 내려올 때 긴장을 풀어서는 안 된다. 내려올 때 무릎에 하중이 많이 가기 때문이다.

모든 운동이 그렇듯 계단 오르기도 자세가 중요하다. 처음에는 무릎이나 허리에 통증이 유발될 수 있다. 그러나 계단 오르기를 꾸준하게 하다 보면 하면 허벅지 근육이 강해져 무릎에 가해지는 부담이 줄어들어 관절염도 예방할 수 있다. 빠르게 오를 필요가 없으며 높이 오를 필요도 없다. 무릎에 무리가 간다고 생각되면 2~3층 정도만 시도해도 충분하다.

백팔배

백팔배는 불교에서 정신적 수양을 위해 하는 행위이다. 그런데 여기서 종교만 빼고 본다면 육체적으로도 정신적으로도 훌륭한 전신 운동이 될 수 있다. 한의학적으로도 백팔배는 전신에 분포된 수백 개의 경혈과 12경락에 골고루 자극을 주어 기혈의 순환을 촉진시킨다. 특히 정신적 수행을 위주로 하기에 백팔배를 하는 동안 마음이 평온해진다. 절하면서 싸우거나 화내는 사람은 없다. 머릿속에

떠오르는 수많은 고민들은 절하는 동안 잠시 내려놓게 된다. 땀으로 몸이 흠뻑 젖는 만큼 마음이 평온해진다. 욕심과 화로 인해 발생하는 뇌질환, 심장병, 위장병 등의 예방과 치료에 도움이 된다. 그런 의미에서 바쁜 생활로 몸과 마음이 지친 현대인에게 여러모로 효율적이자 효과적인 운동이 될 수 있다.

백팔배는 합장-무릎 꿇기-엎드리기-상체 일으키기-일어서기 순으로 진행된다. 자세한 사항은 아래와 같다.

1. 양발을 어깨 너비반 정도로만 벌리고 서서 합장을 한다. 합장한 손을 아래로 내리고 양팔을 쭉 펴서 등 뒤로 크고 힘차게 돌려 머리 위로 올린다.

2. 양팔을 원을 그리듯 크게 돌려 앞으로 내리면서 상체를 숙여 'ㄱ'자 모양으로 만들어준다.

3. 무릎을 굽히고 양손을 앞으로 내밀어 바닥을 짚고 고개는 숙이며, 팔꿈치와 이마를 바닥에 댄다.

4. 바닥을 짚고 있는 양손을 뒤집어 손바닥이 위를 향하도록 하여 귀 높이까지 올린다.

5. 팔을 바닥에 붙이고 고개를 든다.

6. 상체를 완전히 일으켜 세우고 양손을 합장한 후 가볍게 일어난다.

백팔배를 하며 엎드렸다 일어서는 과정에서 전신 근육에 자극을, 허리와 배를 굽혔다 펼 때 복부 근육에 자극을, 몸을 굽히는 동작에서 골반과 엉덩이 근육에 자극을 준다. 자극은 근육을 강화시켜 척추뼈를 튼튼하게 하여 바른 자세를 유지하도록 돕는다. 백팔배를 처음 하는 사람이라면 관절의 보호를 위해 방석을 비롯해 손목, 무릎 보호대를 준비해도 좋다. 일반적으로 백팔배를 다 하면 약 20분 정도가 걸리는데 약 150~200칼로리가 소모된다. 그렇다고 시간에 쫓겨 할 필요는 없으며 꼭 백팔배를 다 채울 필요도 없다. 자신의 몸에 맞춰서 시간과 횟수를 적절히 조절하면 된다.

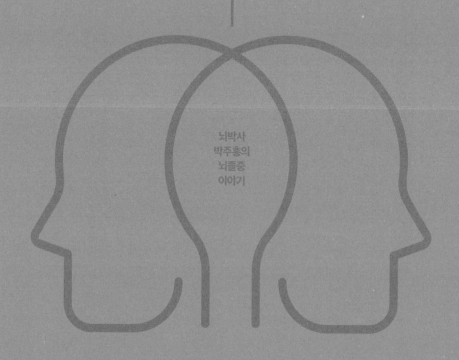

3막

뇌졸중을
치료하다

뇌박사
박주홍의
뇌졸중
이야기

PART

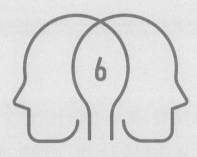

6

치료와 재활이
중요하다

치료는 장기간의 호흡이 필요하다

살다 보면 가끔씩 "왜 나에게 이런 일이?"라는 생각이 들 때가 있다. 복권에 당첨되거나 소중한 사람을 만나는 일 등 좋은 일이라면 더는 바랄 게 없다. 그러나 알다시피 '이런 일'은 대부분 좋지 않은 일일 확률이 높다. 자신이 어떠한 질병에 걸렸거나 자신의 가족 혹은 사랑하는 사람에게 어떠한 문제가 발생하는 것이다. 그럴 때일수록 정신을 똑바로 차려야 하지만 대부분 하늘을 원망하며 좌절하게 된다. 만약 가정을 책임지는 위치에 있다면 더욱 그럴 것이다. 어쩌면 그것이 평범한 인간의 모습이다.

뇌졸중도 마찬가지다. 뇌졸중이란 이미지 자체가 '이런 일'에 속할 만큼 큰 질병으로 여긴다. 기존에 뇌졸중과 관련한 별다른 정보를 알고 있지 못한 사람이라면 말기 암 진단을 받은 것처럼 청천벽력과 같은 소식일지도 모른다. 실제로 필자에게 뇌졸중 관련 이야기를 들은 환자들의 표정은 대부분 비슷했다. 얼굴에 어둠이 드리우면서 하늘이 무너져 내린 표정이었다. 누군가는 분노했고 누군가는 하염없이 눈물을 흘리기도 했다. 또 다른 누군가는 그 순간을 현실임을 거부하며 아무런 반응조차 보이지 않았다.

뇌졸중은 큰 질병임이 분명하다. 앞서 치매, 파킨슨병과 더불어 3대 뇌질환 중 하나로 언급한 이유이다. 사망률도 높으며 치료가 제대로 이루어지지 않으면 후유증도 길게 남는다. 뇌졸중 증상이 발현된 그 순간에 적절한 치료와 조치를 빠르게 취하지 않으면 급사하기도 한다. 그런 점에서 뇌졸중은 살면서 겪어서는 안 되는 질병이다.

그러나 뇌졸중이라는 병은 누구에게나 올 수 있는 병이

다. 단지 남들보다 자신에게 먼저 찾아왔다는 것이 다를 뿐이다. 필자는 하늘이 무너지는 표정을 짓는 환자들에게 이야기한다. "뇌졸중이라는 놈을 잘 달래서 내 몸 밖으로 쫓아내면 된다."라고 말이다. 그제야 환자들은 조금씩 마음의 문을 열기 시작한다. 뇌졸중이란 현실을 받아들이고, 치료 과정에 집중할 수 있게 되는 것이다. 앞서 이야기했듯 부정적인 감정은 코르티솔 같은 부정적인 호르몬을 불러올 뿐이다. 암담한 현실일지라도 작은 빛 하나를 바라보고 간다는 마음으로 긍정적인 생각을 해야 엔도르핀과 같은 면역물질이 나온다. 그러한 호르몬 하나하나가 뇌졸중을 치료하는 데 아주 중요한 역할을 한다.

장기간의 호흡이 필요하다

당연한 이야기이지만 뇌졸중에 걸리지 않도록 평소에 노력하는 것이 최선이자 최고의 방법이다. 그런데 만약 뇌졸중에 걸렸다면 장기간의 호흡으로 접근할 필요가 있다. 100m 단거리 달리기처럼 빠르게 접근해서는 안 된다. 42.195km 마라톤처럼 길게 바라봐야 한다. 한의학에서는 뇌졸중 치료를 3단계로 나눈다. 1단계는 체질 개선으로 뇌졸중에 걸리게 된 체질적인 원인을 찾아 그 원인을 제거하는 것이다. 보통 3개월을 치료한다. 2단계는 전신 해독으로 전신의 독소를 없애는 치료이다. 이 또한 3개월을 치료한다. 3단계는 면역 증강이다. 뇌졸중이 재발하지 않도록 우리 몸의 면역력을 높이는 치료이다. 이 또한 치료 기간은 앞 단계와 동일하다. 즉, 한방에서 뇌졸중 치료는 최소 9개월에서 최장 3년 정도의 시간이 걸린다.

물론 치료와 더불어 환자의 적극적인 노력으로 인해 빠르게 뇌졸중 증상이 해결될 수도 있다. 환자뿐만 아니라 담당 주치의도 바라는 바이다. 그러나 그동안 뇌졸중을 공부하고 환자들과 함께 치료했던 임상 경험상, 단기간에 치료되는 부분은 많지 않았다. 오히려 처음부터 긴 호흡으로 접근하면 뇌졸중이란 질병에 덤덤하면서도 적극적으로 접근할 수 있다. 그것을 결정하는 것은 의사도 아닌 환자 본인임을 잊어서는 안 된다.

그런데 아무리 긴 호흡으로 접근해야 한다고 말해도 조급한 마음을 가지는 것이 보통 환자들의 모습이다. 뇌졸중은 질병인 만큼 일상의 불편을 넘어 통증까지 다가온다. 머리에 천둥번개가 친다고 생각해보자. 어떤 기분이며 어떤 아픔이겠는가? 그 통증을 장시간 동안 원하는 사람은 아마 아무도 없을 것이다.

그럼에도 최대한 조급한 마음을 내려놓을 필요가 있다. 재활 치료의 목표는 조속한 회복이 아닌 이전처럼 일상생활을 다시 시작하는 것이다. 회복 속도에 조급해지면 몸과 마음이 금방 지쳐버리게 된다. 의학적으로 재활 치료는 손상된 뇌 주위의 정상적인 신경 세포를 통해 활동을 대신하려는 것이기 때문에 빠른 회복을 기대하긴 어렵다. 환자의 상태에 따라서 생각보다 더 긴 호흡으로 접근해야 할지도 모른다. 오히려 빠른 회복을 위해 욕심을 내면 회복이 더디거나 뜻하지 않은 합병증을 유발할 수 있다. 누구나 걸리는 흔한 감기도 며칠 동안 이어지면 온몸이 나

른해져 아무것도 하기 싫어지는 법이다. 뇌졸중의 치료를 긴 시선으로 바라봐야 하는 이유이다.

동시에 현실적인 상황도 고려해야 한다. 긴 호흡으로 바라봐야 한다는 점은 금전적으로도 적지 않은 금액이 들어갈 수 있다는 말과 다르지 않다. 병원 몇 번 왔다 갔다 하고, 약 몇 번 먹는다고 해결되는 문제가 아니다. 주변에서 장기간 환자를 돌보는 가족들의 가장 큰 걱정 중 하나는 환자의 상태만큼이나 환자에게 들어가는 의료 비용 부담이다. 뇌졸중이란 진단이 내려진 순간부터 정상으로 회복되는 순간까지 금전적인 계획을 세워둘 필요가 있다.

가장 중요한 것은 본인 자신을 믿어야 한다. 주변에 모두가 낙담하고 무너져도 적어도 환자 자신만은 무너져서는 안 된다. 뇌졸중 때문에 일상이 무너질 수밖에 없다. 일을 나가지 못하면 돈도 벌지 못할 것이고, 치료에 들어갈 경제적인 부분도 고려해야 한다. 평범한 사람이 이겨내기에 매우 무거운 짐인 것이 분명하다. 그러나 그 순간에도 자신만은 똑바로 앞을 바라봐야 한다. 뇌졸중이라는 병이 아주 거대한 괴물처럼 느껴질지라도 그 괴물 때문에 자신의 소중한 삶 전체를 포기하는 것은 정말 어리석은 일이다.

병원의 중환자실에 가보면 환자 자신보다 더 극한의 고통을 겪는 사람들도 많다. 재활이란 단어조차 함부로 입 밖에 꺼내지 못하는 사람들도 있다. 그들을 통해 자신의 상태를 한 번 더 점검하고 더욱 힘을 얻어 나아갈 수 있다. 적어도 우리는 뇌졸중에 걸리더라도 뇌졸중에 저항할 수 있는 힘을 가지고 있으며, 그 힘을 바탕으로 뇌졸중을 극복할 수 있다.

뇌졸중이란 질병은 너무 가볍게 생각해도 안 되지만, 그렇다고 해서 너무 무겁게 생각하는 것도 치료에 큰 도움이 되지 못한다. 조금은 뒤늦었다고 생각할지라도 건강 회복에 도움이 될 수 있는 것부터 차근차근 해나가면 된다. 식습관을 잘 관리하고 재활 치료를 꾸준하게 받으면 분명히 조금은 더디더라도 정상으로 돌아갈 수 있는 기회가 생긴다. 뇌졸중에 관한 책을 읽고 영상을 보며 뇌졸중에 대한 관련 지식을 많이 알면 알수록 큰 도움이 된다. 물론 검증되지 않은 자료도 많기 때문에 무엇이 맞는지 스스로 확신할 수는 없지만 정확하고 근거 있는 정보를 찾고 공부를 하다 보면 조금씩 뇌졸중을 이해하고 제대로 받아들일 수 있을 것이다.

다른 한 편으로는 앞만 보고 정신없이 달려온 생애를 되돌아 볼 수 있는 좋은 기회라고 생각하면서 자신의 힘든 마음을 위로해줄 필요가 있다. 흔히들 전화위복(轉禍爲福)이라고 하지 않는가? 암담한 현실일지라도 그 순간을 기회 삼아 과거의 나보다 더 나은 삶을 살아갈 수 있는 게, 인생이다. 자신의 몸을 더 잘 살피면서, 그동안 챙기지 못했던 것들을 하나하나 챙기는 자세도 치료에 도움이 될 수 있다. 동전에는 늘 양면이 존재한다. 양면을 선택하고 손에 쥐는 것은 당연히 본인의 의지에 달려있음을 늘 기억하자.

보호자가 중요하다

뇌졸중 환자의 회복과 후유증의 정도는 환자 자신의 노력에 달려있다. 의사가 아무리 좋은 치료를 한다고 해도 환자 스스로 건강한 생활습관으로 개선시키지 못하고, 이전과 다를 바 없는 생활을 한다면 치료가 될 것도 되지 않는 게 뇌졸중이다. 의사는 최선을 다해 환자를 치료할 것이다. 그런데 환자를 치료하는 의사도 사람인지라, 치료에 대한 의지도, 안 좋은 생활습관의 별다른 개선 의지도 없는 환자에게 모든 에너지를 쏟을 순 없다. 그 환자보다 더 절실하게 살고자 노력하는 환자에게 조금 더 신경을 쓰고, 더 열심히 치료해주고 싶은 것이 어쩌면 인지상정일 것이다.

그런데 치료 과정에 있어서 환자의 노력만큼이나 중요한 것이 바로 환자의 보호자이다. 상황에 따라 다른 경우도 있겠지만 대부분의 보호자는 환자의 가족이다. 특히 뇌졸중이 발생했을 당시 가족이 옆에 있다면 가족이 어떤 대처를 하느냐가 중요하다. 최대한 빠르게 119에 연락을 해서 응급시설이 잘 갖춰진 병원으로 가야 한다. 3시간 이내에 병원에 도착할 수 있는지에 따라 앞으로의 예후가 달라진다.

어제까지만 해도 평범한 일상을 함께 보내던 자신의 소중한 누군가가 뇌졸중이란 병에 걸렸다는 소식을 들으면 환자만큼이나 가족이 놀라고 당황스럽기 마련이다. 오히려 환자보다 가족이 더욱 우왕좌왕할 때가 많다. 환자 자신은 뇌졸중은 예상하지 못했을 지라도, 뇌졸중 전조 증상은 이미 경험했을 확률이 높다. 그때 어떠한 단순 증상

정도로 느꼈을지라도 일단 고통을 경험했기에 큰 병일 수 있음을 조금이나마 생각해둔다. 그러나 가족은 그렇지 않다. 환자가 가족에게 평소에도 모든 걸 이야기하는 성격이 아니라면 가족에게 걱정을 끼치고 싶지 않은 마음에 자신만 알고 있으려 한다. 그런 무방비 상태에서 뇌졸중이란 단어를 들으면 환자만큼이나 힘들 수밖에 없다.

그러나 환자의 보호자이자 가족이라면 아무리 암울한 상황이라도 정신을 똑바로 차려야 한다. 환자는 치료를 우선으로 해야 하기에, 치료 외적인 부분은 대부분 가족이 맡아 환자는 치료에만 집중할 수 있게 해야 한다. 그러기 위해서는 벌어진 일들에 대해 객관적으로 바라보는 시선이 필요하다. 병은 이미 걸렸더라도 환자의 의지와 가족의 노력에 따라 회복되는 속도는 천차만별이다. 주변에 뇌졸중 증상을 빠르게 회복하는 사람들의 특징은 대부분 환자의 노력만큼이나 가족의 도움이 함께 있었다는 점이다.

환자를 위한 보호자의 노력

가족이 가장 먼저 해야 할 것은 환자의 질병을 받아들이는 것이다. 가끔 이 현실을 받아들이지 못해 도망가고 싶어 하는 사람들이 있다. 물론 가족이기에 책임져야 하지만 엄연히 말하면 '나'가 아닌 '남'인 만큼 책임의 무게를 두려워하는 사람들도 많다. 그런데 가족이 먼저 환자를 포기해버리면 환자는 힘들어도 전혀 기댈 곳이 없게 된다. 재활의 의지는 떨어지고, 회복 속도는 더뎌지게 된다. 환자는 가족이 자신의 옆에 있는 것만으로도 감사하며, 환자에게는 가족이 재활의 동기를 불러일으키는 대상이 된다. 뇌졸중이란 큰 병에 걸렸더라도 그 사실을 회피해서는 안 된다. 있는 그대로 받아들이고 경제적인 준비를 비롯해 다음 단계로 넘어가야 한다.

현실을 받아들이게 되면 그 다음으론 공부해야 한다. 환자는 물론이고 가족들 역시 뇌졸중에 대해서 정말 박사라고 불릴 만큼 많은 공부를 할 필요가 있다. 세상 모든 일들에는 너무 많은 선택지가 존재한다. 그 선택지 중 정답에 가까운 답을 찾기 위해서는 늘 공부해야 하며, 또한 불필요한 정보는 걸러내고 필요한 정보를 손에 쥐어야 한다. 환자의 질병이 회복될 때까지 병원에 입원해 있을 수는 없다. 경제적으로나, 의학적으로나 일정 치료 단계가 지나면 집에서 머물게 되는데, 가족이 알고 있는 지식이 환자가 집에서 어떻게 지낼 수 있는지를 판단하는 기준이 된다. 뇌졸중에 좋은 식품은 무엇인지, 어떤 생활습관을 피해야 하는지, 집에서 할 수 있는 재활 운동은 무엇인지 꼼꼼하게 알아둘 필요가 있다. 어떤 정보가 맞는지 도저히 모르겠으면 담당 주치의에게 물어야 한다. 아무리 의사가 바쁘게 보인다고 하더라도 자신의 가족을 살리는 일이다. 필자가 아무리 바쁠지라도 절실하게 물어오는 환자 보호자의 질문을 거부할 수는 없다. 이렇게 간절한 보호자의 눈빛을 모른 척하는 의사는 없다. 보호자가 어떤 자세로 대하느냐에 따라 의사는 조금 더 자세히 설명해줄 수 있다. 보호자의 노력은 의사의 마음을 움직이게 하는 마법과 같다. 환자의 회복 속도와 뇌졸중에 대한 가족의 지식은 비례하다는 점을 기억해야 한다.

환자가 병원에서 집으로 돌아오면 보호자의 역할은 더욱 중요해진다. 뇌졸중은 치료가 잘 된다고 해도 후유증이 남을 수밖에 없다. 대표적인 증상으로 말을 이해하고 말을 하게 하는 뇌 부위가 손상되는 실어증을 들 수 있는데, 실어증이 온 환자에게 보호자가 짜증을 내거나 환자가 말을 제대로 못하는 상황을 보호자가 이해하지 못하고 답답해하면 환자는 위축되어 평소보다도 말을 더 못하게 된다. 또한 운동 신경이 마비되어 몸이 경직되면 스스로의 힘으로 거동이 불편할 경우도 있다. 그럴 때 바쁘다는 이유로, 귀찮다는 이유로 도와주지 못하면 환자는 행동 자체를 최소화하려 한다. 행동의 최소화는 재활 치료의 거부로도 이어질 수 있는 부분이다. 특히 뇌졸중은 감정의 파도타기를 불러온다. 뇌 손상으로 기분이나 감정을 제어하는 부분이 영향을 받아 우울감을 느끼기 쉽다. 거기에 자신의 모습, 앞으로의 미래 등이 더해지면 우울감에 좌절감까지 밀려오게 된다. 그런 순간이 지속되면 권태감, 무관심, 집중력 저하, 불안 장애 등이 동반될 수 있다.

가족이자 보호자라고 해서 환자의 모든 문제를 해결해 줄 수는 없다. 환자 대신에 보호자가 생계를 책임져야 할 상황이라면 더욱 그럴 것이다. 그러나 가족이기에, 보호자이기에 환자의 상태와 감정을 이해하고 받아들여야 한다. 뇌졸중으로 인한 외로움과 고통은 그 무엇으로도 해결할 수 없지만 유일한 희망이라 말할 수 있는 것이 가족이다. 느린 대화를 들어주고, 눈물을 흘릴 때 옆에 있어주고, 거동할 때 함께 해주며 환자에게 손길을 내밀면 환자는 좌절하지 않고 다시 한 번 일어서려 노력할 수 있다. 환자를 너무 환자로만 대하지 않는 태도도 필요하다. 환자이기 전 일상을 함께 보내듯 함께 TV도 보고, 저녁에 집 앞 산책도 하며, 함께 하던 취미 활동도 계속 이어나가려는 노력이 필요하다.

인간(人間)이란 사람과 사람이 함께 살아가는 것을 말한다. 절벽 끝이더라도 살아날 방법은 늘 존재한다. 절벽 끝에 매달린 환자에게 손을 내밀어주는 것이 가족이자 보호자임을 잊지 않아야 한다. 가족 중에 누군가 큰 병을 가진다는 것은 정말 힘든 일임이 분명하다. 그러나 환자를 위해서라도, 자신을 위해서라도 그 순간들을 잘 견뎌내야 한다. 만약 가족 구성원만으로 환자의 간병을 도맡기 힘들다면 유료 간병인을 고용하거나 무료 간병인 파견 서비스 등도 좋은 대안책이 될 수 있다.

뇌졸중의 기본 치료법

뇌졸중은 걸리지 않는 것이 최선이지만 걸렸다면 빠르게 치료가 진행되어야 한다. 가장 중요한 것은 뇌졸중 증상이 발현된 후 얼마나 빠른 시간 이내에 전문병원에 도착하는가이다. 뇌졸중은 발생 직후 1분마다 약 190만 개의 신경세포가 죽기 때문에 골든타임을 놓치면 늘어난 시간만큼 후유증이 길게 남는다. 일반적으로 뇌졸중 징후 발생 후 3시간 내에 치료받길 권장하지만 시간을 앞당길수록 초기 뇌 손상의 진행을 늦출 수 있다.

뇌졸중 징후가 발생한 지 3시간 이내에 응급실에 도착하여 CT, MRI, 경동맥 초음파 등을 활용해 환자의 상태를 판단한다. 이후 주치의의 판단 하에 뇌졸중 증상으로 여긴 후 뇌경색과 뇌출혈의 구분이 이루어지면 분류에 따라 치료 방법이 결정된다. 일반적으로 뇌졸중 징후 발생으로부터 1~2주 후까지를 급성기 치료라고 하며, 환자의 상태가 심각하여 그보다 더 빠르게 치료가 진행되어야 할 때는 초급성기 치료를 진행한다. 초급성기란 뇌졸중 징후 발생으로부터 3~6시간 이내를 의미한다.

뇌혈관이 막히는 뇌경색 증상이 보이면 뇌혈관으로 가는 혈액의 흐름이 느려진다. 이렇게 뇌에 산소와 영양분이 공급되지 않는 시간이 길어질수록 더욱 많은 뇌세포가 죽기 때문에 빠른 시간 내에 혈액이 원활하게 흐르도록 해야 한다. 뇌혈관이 막히는 경우는 여러 가지가 있는데 일반적으로 어혈(혈전)이 뇌혈관에 쌓여 뇌혈관을 막는 경우가 많다. 이때는 혈전용해요법을 활용한다. 정맥 혹은 동맥을 통해 뇌혈관을 막고 있는 혈전을 약물로 녹이는 혈전용해제를 투여하는 것으로 뇌경색 발병 후 6시간 이내에 진행하는 것이 원칙이다. 혈전용해요법으로 이미 죽은 뇌세포는 살릴 수 없지만 아직 괴사하기 전의 뇌세포 기능은 일부 살릴 수 있다. 단, 혈전용해요법이 모든 뇌경색 환자에게 적용되지는 않는다. 의식 장애가 심한 환자, 나이가 많거나 고혈압이 있는 환자, 어떠한 연유로 혈관벽이 흐물흐물해진 환자는 치료 중 일정 이상 출혈이 일어날 수 있으므로 사전에 진단하고 판단해야 한다.

혈관이 터진 뇌출혈이라면 출혈 부위, 출혈량, 원인, 발생 시점 등 환자의 상태에 따라 수술적 치료 또는 약물치료를 시행한다. 일반적으로 혈종이 직경 3cm 이하이면 위험이 뒤따를 수 있는 수술보다는 내과 치료로 진행한다. 내과 치료의 목적은 약을 활용하여 출혈 부위가 커지는 것을 막아 뇌의 2차 손상을 예방하는 것이다. 반면에 출혈이 많거나, 혈종이 크거나, 2차 뇌 손상으로 이어졌다면 수술을 고려해야 한다. 환자의 상태에 따라 두개강 내 혈종 제거술, 뇌정위적 혈종 흡인술, 신경내시경 수술 등 중 하나를 선택한다. 수술은 대부분 잘 끝나지만, 혼수상태에 빠진 경우라면 수술 후 사망 확률이 높아진다.

　수술 치료 후 혹은 수술 치료 없이 약물 치료를 바로 진행하기도 한다. 그런데 약이 아무리 환자에게 잘 듣는다고 해도 환자의 평소 일상이 뇌졸중을 유발하는 습관들로 이루어져 있다면 증상은 악화될 가능성이 크다.

치료 중에 조심해야 할 것

　가족 중에 뇌졸중을 겪는 사람이 있다면 환자건, 환자의 가족이건 일상생활에 문제가 없을 때가지 여러 의미에서 모두가 어려운 시간을 보낼 확률이 높다. 이 어려움이라는 것은 단순히 '질병' 그 자체로의 고통과 치료로서의 어려움을 말하는 것은 아니다. 치료 과정에서 만나는 다양한 일들이 자신을 괴롭히고 힘들게 할 것이다. 일상에서 늘 벌어지는 아무렇지 않은 일들조차 몸과 마음이 힘들고 지쳐있을 때는 크게 와 닿는다. 그러한 순간들이 지속되면 거짓도 사실로 믿게 되고, 사실도 거짓이라 부정할 수 있다. 그 순간들을 피하기란 어렵지만, 이 글을 보고 조금은 조심해서 받아들일 수 있을 것이다. 또한 그러면 조금은 더 객관적인 판단 하에 더 옳은 방향으로 걸어갈 수 있을 것이다.

정보의 홍수 속에서 살아남는 법

정보의 홍수라고 한다. 평생 보는 책의 페이지 수보다 많은 양의 정보가 수십, 수백만 개씩 하루 만에 생성되어 세상을 떠돌아다닌다. 휴대폰, 책, TV, 라디오, 인터넷 등을 활용하여 수많은 정보 중 자신의 관심 안에 있는 정보를 손에 쥐게 된다. 하지만 사람들에게 그 정보의 사실 유무는 그다지 중요하지 않은 듯 보인다. 사실유무를 파악하는 데는 일정 시간과 에너지가 필요하다. 바쁜 현대인이 고작 '사실'을 확인하기 위해 귀한 시간을 사용하진 않으려 한다. 그러다 보면 자신이 접하는 간단한 정보조차 사실인지, 아닌지 구분하지 못하는 상황에 놓이게 된다. 어쩌면 거짓임을 알면서도 사실이라 믿고 싶은지도 모른다.

　하루는 뇌질환을 앓고 있는 한 환자의 보호자가 필자에게 몇 가지 이야기를 건넸다. 그의 말을 요약하자면 자신이 찾은 인터넷 정보로는 의사인 내가 전달한 부분과 다른 부분이 많더라는 것이다. 평소에는 한두 번 겪은 일이 아니었기에, 그냥 아무렇지 않게 넘어갈 수 있었다. 그런데 그때는 사실유무를 꼭 확인하고 싶었다. 그 정보를 조금 볼 수 있느냐고 물었더니, 그럴 수는 없다고 했다. 그럼 그 정보의 신뢰성은 어떻게 확인할 수 있느냐고 하니, 자신이 자주 보는 유튜브라 믿을 만하다고 했다. 나중에서야 알게 된 거지만 환자가 본다는 유튜브는 전문적인 지식을 가진 의사가 운영하는 채널이 아니었다. 그냥 인터넷에 있는 수많은 기사들 중 일부를 요약하여 올리는 곳이었다. 그 정보들이 진짜일지도 모르겠다. 그러나 적어도 한 사람의 건강을 두고 신뢰할 만한 곳은 명백히 아니었다.

한 예로 들었을 뿐, 이와 비슷한 경험은 정말 많다. 환자들의 마음을 모르는 것은 아니다. 사람의 체력은 한계가 있다. 몸이 아픈 시간이 길어질수록 사람은 지쳐갈 수밖에 없다. 회복의 낌새라도 보인다면 좋으련만, 회복은커녕 오히려 상태가 악화되는 것 같을 때면 모든 걸 내려놓고 싶은 생각도 든다. 그럴 때면 눈앞에 있는 풀 한 포기라도 잡고 싶은 게 보통 사람의 마음일 것이다. 얼마 전 오랜 시간 폐암 투병 중인 한 사람이 구충제를 복용한 사실이 있었다. 의학적으로 구충제로 그 사람의 질병을 나을 수 있게 한다는 근거는 없었다. 그러나 필자는 많은 환자를 겪어본 의사의 입장에서 사람의 마음을 충분히 이해하며, 그 순간 그의 기분이 어땠을지 어렴풋이나마 공감한다. 아마도 그와 같이 오랜 시간 투병 중인 사람이라면 더더욱 이해할 것이다.

하지만 냉정하게 매일 환자들을 만나 이야기 나누고 치료하는 한 사람으로는 그러한 부분을 늘 조심하라고 말하고 싶다. 정보를 습득하더라도 그 분야의 정확한 전문지식을 갖춘 전문가의 의견을 최대한 참조해야 한다. 특히 자신의 건강을 좌지우지하는 정보들을 클릭 한 번으로 알 수 있는 가상의 플랫폼에서 얻는 건 무모한 도박일 수 있다.

의사가 말하는 모든 것이 진실일 수 없고, 세계적인 석학들이 말하는 정보들이 모두 진실일 순 없다. 그러나 분명한 건 출처가 어디인지도 모르는 인터넷에 무분별하게 떠돌아다니는 정보들보다는 신뢰성이 더 높다는 건 자명하다. 인터넷에 있는 정보들이 모두 옳다면 치매, 파킨슨병, 뇌졸중, 암 등의 난치성 질환들을 불과 몇 년 안에 정복할 수 있는 시대가 올지도 모른다.

앞서 필자에게 물었던 보호자의 환자는 치료가 정상적으로 잘 이루어지고 있는 중이었다. 필자가 이야기한 대로 식품도 잘 챙겨 먹고, 재활 운동도 잘 하고 있었다. 그런데 아마 그 정보들을 손에 쥐면서 오히려 심연 아래에 잠재되어 있던 불안이 스멀스멀 기어올라 왔을 것이다. 질병을 치료하는 최상의 시나리오가 아닌 최악의 결과를 떠올렸을지도 모른다. 참으로 안타까운 일이 아닐 수 없다. 사람에게는 각자의 체질이라는 게 존재하고, 질병의 정도라는 게 각각 다른다. 즉, 인터넷에 있는 정보는 '보편적'인 정보일 뿐, 자신에게 딱 맞는 정보가 아닐 확률이 굉장히 높다. 다른 정보도 아니고 바로 자신의 건강과 직접적인 연관성을 주는 것이니 더욱 주의해야 한다. 어쩌면 그 시간에 눈을 감고 휴식을 취하는 게 더 나은 회복 방법일지도 모른다.

후유증을 대비해야 한다

　뇌졸중의 진정한 무서움 중 하나는 후유증이다. 후유증 이란 질병이나 손상, 사고 등 원인이 되었던 문제가 발생 한 이후 남은 병적인 결과를 말한다. 뇌졸중의 치료가 잘 되었다고 해도 후유증이 남는 이유는 대부분 뇌졸중이 발 생하던 때와 연관이 있다.

　뇌졸중이 발생하면 자연스럽게 뇌세포 손상이 일어난 다. 이미 질환이 발생을 시작했다면 뇌세포 손상은 돌이 킬 수 없지만, 뇌졸중 징후가 발생했을 때 최대한 빨리 병원에 방문하여 검진을 받는다면 세포 손상의 범위를 최소화할 순 있다. 일반적으로 병원에 도착하여 검진 받는 데까지 3시간 이내를 골든타임으로 보지만, 1분이라도 빨리 도착하는 것이 중요하다. 뇌졸중이 발생하면 보통 1분에 수백만 개의 신경 세포가 괴사하기 때문이다. 만약 뇌세포의 손실을 최소화했다면 뇌손상으로 인해 저하된 다른 기관의 기능을 빠르게 회복하는 데도 많은 도움이 된다. 이와는 반대로 골든타임을 완전히 놓쳐버린다면 치료를 통해 생명을 구한다고 해도 수많은 뇌세포가 사라지면서 후유증은 자연스럽게 발생한다고 볼 수 있으며, 저하된 다른 기관의 기능은 회복 자체가 되지 않을 수도 있다. 만약 환자의 나이가 많고 평소에 건강하지 못했던 환자라면 재활의 한계점이 있을 뿐만 아니라 치료 효과 역시 제한적일 수 있다.

한 가지 알아둬야 할 점은 뇌졸중의 특성상 아무리 빨리 도착하여 응급 치료를 잘 마치더라도 일부 환자들은 여러 후유증이 남아 일상생활에 큰 어려움을 겪을 수 있다는 것이다. 그렇기에 뇌졸중의 예방이 중요한 것이다. 이미 발생한 일은 돌이킬 수 없다면, 발생 자체를 막는 것이 최고의 방법이다.

후유증의 종류

우리의 뇌는 몇 개의 큰 덩어리가 모여 있는 것처럼 보이지만, 실제로는 구역이 세세하게 나뉘어져 있는 구조이다. 게다가 그 구역에 따라 기능이 전부 다르다. 같은 종류의 뇌경색이나 뇌출혈을 일으켰다고 해도 발생한 부위에 따라서 후유증이 저마다 다를 수밖에 없다. 예를 들어 누구는 왼쪽 손발에 마비가, 누구는 오른쪽 손발에 마비가 온다. 보통 좌뇌가 손상되면 오른쪽에, 우뇌가 손상되면 왼쪽에 마비가 오기 때문이다. 누구는 말을 잘하지 못하고, 누구는 감각 자체가 둔해지기도 한다. 누구는 사지 마비에 가까울 정도로 심각한 후유증을 겪지만, 누구는 상대적으로 가벼운 증상을 느낄 수 있다. 즉, 후유증의 종류는 후유증을 느끼는 사람의 수에 비례한다고 보는 게 옳다. 그렇기 때문에 뇌의 작은 부위라도 병변이 발생하면 해당 부위가 담당하는 기능에 심각한 장애가 발생할 수 있다. 뇌졸중의 후유증이 진짜 무서운 이유이다.

후유증으로 가장 많이 볼 수 있는 형태는 운동 장애이다. 마비의 정도는 장애의 정도에 영향을 받는다. 한쪽 팔이나 다리만 마비되는 단일 마비, 교통사고나 낙상을 당해 척추가 손상되어 팔은 자유롭게 사용할 수 있으나 양다리는 마비가 되는 하반신 마비, 몸의 어느 한쪽이 마비가 되는 반 신마비, 척수 손상이나 뇌성 마비로 인해 나타나는 사지 마비 등으로 구분할 수 있다. 만약 외부 자극으로 인해 운동을 관할하는 소뇌가 손상되면 집에서 화장실을 가는 짧을 거리에도 균형을 제대로 잡지 못하여 비틀거리거나 잘 걷지 못할 수 있다.

언어 장애는 운동 장애와 같이 자주 발생하는 후유증 중 하나이다. 입 주위나 입안이 마비되어 말을 원활하게 하지 못하는 구음 장애, 뇌 내의 언어를 지배하는 중추가 손상되어 나타나는 실어증 등이 있다. 일반적으로 구음 장애(dysarthria)는 언어를 담당하는 뇌신경에 이상이 생겼기 때문인데, 말을 할 때 사용하는 근육이나 기관에 마비가 와서 말은 제대로 못하지만 언어 중추는 손상되지 않아서 책을 읽거나 글을 쓰는 데는 큰 문제가 없다. 실어증(aphasia)은 입, 발성 기관, 귀의 외상없이, 뇌의 질환이나 손상으로 인해서 언어의 이해 및 표현 능력이 상실된 상태를 의미한다.

뇌졸중이 발생하면 팔이나 다리 외의 다른 신체 부위에도 마비 등의 후유증이 발생한다. 입속에 있는 음식물을 삼키는 동작을 의미하는 연하(嚥下)에 장애가 발생하면 음식을 제대로 삼키지 못하며, 음식물이나 타액이 기도로 들어가 폐렴을 일으키는 원인이 되기도 한다. 또한 대장이나 방광 근육의 움직임 문제로 대소변 장애가 발생하기도 한다. 배뇨를 통제하는 대뇌와 뇌의 배뇨 조절 중추인 뇌간에 이상이 생기면 소변이 마렵지 않거나, 소변을 지리거나, 수시로 소변을 누게 된다. 이 밖에도 감정이 불안해지는 감정 장애와 우울증을 비롯해 뇌졸중의 병변 부위가 넓으면 이후에 혈관성 치매가 발생할 가능성도 크다.

후유증의 종류나 정도와 상관없이 분명한 한 가지는, 후유증을 겪는 순간 일상생활 활동에도 반드시 문제가 생긴다는 것이다. 우리가 일상적으로 밥 먹고, 자고, 세수하고, 옷 입고, 배뇨하고, 걷는 행위들을 일상생활 활동(ADL, Activities of Daily Living)이라고 한다. 즉, ADL에 문제가 발생하는 그 정도의 차이가 크고 적을 뿐이다. 침대에 누웠다 일어나고, 화장실에 가고, 식탁에서 밥을 먹기 위해 동작을 수행할 때 불편이 발생하고, 가끔은 누군가의 도움 없이는 시도조차 불가능할 수 있다.

이러한 뇌졸중의 후유증은 기존의 뇌가 얼마나 건강했는지, 뇌손상이 얼마나 생겼는지도 중요하지만 이후 어떻게 대응하느냐가 아주 중요하다. 뇌졸중 급성기(뇌졸중 발생 후 약 48시간에서 72시간 내) 치료 후 첫 6개월은 뇌 기능의 재생에 가장 중요한 시기이다. 빠르고 지속적인 재활 치료를 진행한다면 후유증을 최소화할 수 있다. 후유증으로 떨어진 여러 기능은 통상적으로 3개월 안에 가장 높은 회복 정도를 보이지만, 1년 이후부터는 재활 치료 효과가 줄어들며 이후에는 장애가 고정될 수 있다. 즉, 후유증의 종류와 상관없이 제대로 치료하지 않고 방치하면 그 증상이 심해져 환자의 삶의 질이 급격히 떨어지거나 남은 생존 기간에 큰 영향을 미친다. 환자의 의지에 따라 일상으로 되돌아가는 시간이 결정되는 만큼 재활 치료는 가능한 빠르고, 적극적으로 진행하는 것이 바람직하다고 볼 수 있다.

뇌졸중은 휴화산이다

지금까지 뇌졸중이 무엇인지, 어떻게 하면 예방할 수 있고, 어떻게 하면 올바르게 치료할 수 있는지 설명했다. 뇌졸중과 관련하여 가장 좋은 시나리오는 예방을 통해 뇌졸중에 걸리지 않는 것이라면, 뇌졸중에 걸린 후 가장 좋은 시나리오는 치료가 제대로 되어 재발하지 않고 후유증을 최소화하는 것이다.

그런데 사람들은 대부분 재발의 무서움을 모른다. 국내외 연구마다 차이가 있지만 뇌졸중 발생 후 재발할 확률은 첫 1개월 내 최대 4%, 첫 1년 내 최대 13%이었으며, 이후 연간 5~8%씩 위험성이 증가하여 5년 내 누적 재발률은 최대 42%로 나타났다. 이는 5년 안에 뇌졸중 환자 10명 중 4명 정도는 재발이 일어난다는 의미이며, 뇌졸중이 재발하면 심한 후유증을 남기게 된다. 뇌졸중이 발생했을 때 약물과 수술 등으로 혈관이 막히거나 터진 곳을 치료했더라도 그 순간에 겪은 증상을 해결했을 뿐 뇌졸중의 고위험 요인으로 여겨지는 고혈압, 동맥 경화, 당뇨, 심방세동 등 근본적인 원인이 되는 질환은 해결된 것이 아니기 때문이다. 근본적인 부분을 해결하지 않으면 우리의 불안정한 건강은 모래성처럼 언제든지 무너질 수 있다. 중요한 것은 뇌졸중은 재발하면 첫 번째 발생 때보다 사망률이 더욱 증가한다는 점이다. 한 연구에 따르면 처음 뇌졸중 발병 시에는 한 달 이내 사망률이 약 22%였지만, 재발 후 한 달 이내 사망률은 거의 2배 가까이 뛰어 약 41%에 달했다.

그런데 사람들은 별다른 느낌이 오지 않을 수 있다. '설마 내가 40명 중의 1명이겠어?'라고 생각하기 때문이다 (2018년의 뇌졸중 역학보고서 결과를 요약하면, 성인 40명 중 1명이 뇌졸중 환자이고 매년 10만 명 당 232명의 뇌졸중 환자가 발생하고 있음). 자신은 그토록 운이 없는 사람이 아니라고 생각할 것이고, 뇌졸중이 발생하지 않도록 생활습관을 개선하는 등 더 나은 노력을 할 것으로 믿기 때문이다.

50대인 한 환자가 있었다. 뇌졸중으로 인한 일부 장애가 있었지만 열심히 노력한 끝에 얼마 후 증상이 거의 사라졌다. 겉으로 보기에는 분명 이전과 같아 보이기도 했다. 그러나 그는 고혈압과 동맥 경화가 있었는데 근본적인 원인은 술과 담배 때문이었다. 어쩌면 근본적인 원인이 술과 담배를 의존하도록 만드는 스트레스 때문이었는지도 모른다. 문제는 혈압과 동맥 경화가 별다른 나은 점이 보이지 않았다는 것이었다. 필자는 그에게 늘 뇌졸중은 치료만큼이나 재발이 안 되는 것이 중요하다고 말하며 주기적인 진료와 점검을 받을 것을 당부했다. 그러나 그는 술과 담배를 끊었기 때문에 별다른 문제가 없을 거라고 단언하듯이 이렇게 말했다.

"선생님, 제 몸은 제가 제일 잘 압니다."

그의 말에서 틀린 것은 없었다. 담당 주치의인 필자보다 그의 몸을 잘 아는 건 분명 그였다. 그러나 얼마 후 좋지 못한 소식을 들었다. 뇌졸중이 재발한 것이었다. 상태는 이전보다 훨씬 더 심각한 듯 보였다. 보호자의 이야기에 의하면 치료 중단 이후 술과 담배를 거의 하지 않았는데 일상에서 불편함을 조금씩 느끼면서 다시 술과 담배를 시작했다고 했다. 당연히 그로 인해 혈압과 혈관에 좋지 않은 영향을 미쳤고, 화산이 폭발하듯 터져버린 것이었다. 그는 자신의 질병이 화산 활동이 완전히 끝난 사화산으로 생각했지만 뇌졸중에 사화산은 존재하지 않는다. 잠시 휴식을 취하는 휴화산일 뿐이다.

꾸준한 관리가 필요한 이유

뇌졸중엔 완치란 존재하지 않는다. 뇌졸중이 재발되지

않도록 하기 위해 꾸준한 자기 관리와 지속적인 재활 치료가 있어야 한다. 장거리 레이스를 마친 사람에게, 지금까지 달려온 거리보다 더 긴 거리를 달려야 한다고 말하니 어쩌면 다리에 힘이 쭉 풀릴지도 모른다. 그러나 어쩌겠는가. 건강해야 무엇이든지 할 수 있는 법이다. 좋은 소식 한 가지는 관리는 치료만큼 지난한 과정이 아니라는 점이다. 기존에 하던 것들에서 몇 가지 태도와 행동을 조금만 더 바꾸면 된다. 그러한 모습들이 습관이 되면 일상의 한 부분처럼 아주 자연스럽게 여길 수 있다.

관리에서 가장 기본으로 여겨야 하는 점은 만성 질환 관리이다. 앞서 환자의 사례를 통해 이야기했듯이 뇌졸중은 일시적으로 발생한 결과물이다. 안 좋은 결과물을 반복하기 싫으면 원인을 해결할 수밖에 없다. 예를 들어 공부를 안 하고 친구들과 놀기만 해서 시험을 망쳤다. 다음 시험 때 똑같은 행위를 반복한다면 결과는 뻔하다. 건강은 시험과는 다르다. 시험은 다시 한 번 기회라는 게 주어지지만 생명과 연관된 건강은 그렇지 않다. 그렇기 때문에 고혈압, 당뇨, 고지혈증, 동맥 경화, 비만, 콜레스테롤 등 뇌졸중의 고위험 요인들을 철저히 관리해야 한다.

특히 고혈압과 비만은 필수적인 관리가 필요하다. 최근 2030 세대에서 혈압약을 복용하는 사람들이 늘고 있다. 유전일 수도 있겠지만, 대부분 식습관 문제 때문일 것이다. 그런데 혈압이 높은 데도 혈압약을 복용하는 사람만큼이나 복용하지 않는 사람도 많다. 보통 혈압약은 한 번 복용하면 증상이 완전히 가라앉지 않는 한 계속 복용해야 하기 때문이다. 혈압약과 함께 평생을 살기 싫은 마음이다. 그런데 이미 발생한 성인 질환들은 운동과 식습관만으로 해결이 안 될 가능성도 크다. 물론 약을 복용하지 않고도 나은 결과를 보일 수 있다면 가장 좋지만, 만약에 그럴 수 없다면 약을 복용하는 것을 권장한다.

동시에 뇌졸중을 발생하도록 하는 고위험 요인들에 영향을 줄 수 있는 식습관과 생활습관을 개선해야 한다. 아무리 바쁠지라도 시간을 내서 운동을 해야 한다. 몸을 키우기 위해 하루에 2시간씩 헬스장에서 지내라는 의미는 아니다. 집 앞 공원에서 간단하게 산책하는 것이라도 상관없다. 외출이 신경 쓰이는 사람이라면 집에서 홈트를 하는 것도 좋은 방법이 될 수 있다. 홈트 인구가 계속 늘어나면서 홈트 관련 매출은 역대 최고치를 달성하고 있다. 또한 병원에 다니며 꾸준하게 치료를 받아야 한다. 재활 치료를 할 때 보통 근력의 회복은 신경 안정 후 6개월 이내, 인지 기능의 회복은 1년 내에 이루어진다고 알려져 있다. 그런데 치료를 받지 않을수록 이 기간은 점차 늘어나게 된다. 재발하지 않고 건강하게 사는 것이 언제나 최우선이다.

분명 이러한 노력들이 쉽지만은 않다는 것을 누구보다 잘 안다. 그 누구도 뇌졸중이 재발되길 바라지 않는다. 매년 연중행사처럼 여기는 감기조차도 한 해는 안 걸리고 넘어갔으면 하는 게 사람의 마음이다. 그러한 마음을 가진 사람들조차도 쉽게 변화되지 않았다. 관리에 소홀했고, 치료를 제대로 받지 않았다.

그러나 분명한 건 이러한 노력들이 있어야만 뇌졸중과

점차 멀어질 수 있다. 필자를 믿고 따라와 준 환자들의 변화된 모습을 보았기에 자신 있게 말할 수 있는 부분이다. 건강한 사람과 건강하지 않은 사람은 아주 미세한 1%의 차이가 있다고 한다. 그 1%는 여기에서 답을 찾을 수 있을 것이다.

뇌 회복 탄력성을 높이는 '소올하버드 3.3.3통합치료'
(뇌졸중의 예방과 회복을 위한 튼튼한 뇌를 만들자)

　치매, 파킨슨병, 중풍(뇌졸중)은 진단명은 같아도 사람마다 그 원인과 치료법이 다르기에, 5000천여 년 가까이 이어져 온 한의학적 지식과 풍부한 임상 경험은 물론 서양의학의 과학적 지표까지 살펴보고 통합해서 개개인에 맞춘 '환자 맞춤형 체질 치료'처럼 치료에 있어서의 체계적인 접근이 필요하다. 세상에 치매, 파킨슨병, 뇌졸중 등과 같은 뇌질환을 한 번에 치료할 수 있는 단 하나의 치료법은 없다. 또한 모든 사람에게 효과가 있는 단 하나의 치료법도 없다.

필자는 한의학, 서양의학, 보건학, 심신의학, 뇌과학, 신경과학, 면역학, 심리학, 시스템 생물학 등 다양한 학문적 연구와 이 학문들의 학술적 이론의 장점을 통합하는 오랜 고민 끝에 드디어 뇌질환의 '복합적인 원인'을 끝까지 추적해서 치료하는 새로운 길(〈소올하버드 3.3.3통합치료〉)을 만들었다. 그것은 '마음'과 '뇌', '몸'의 문제를 모두 추적하고, 이것을 다시 [한의학×서양의학×보건학]의 만남, 그리고 [심신의학×뇌과학×신경과학]의 관점에서 [면역학×심리학×시스템 생물학]까지 더 해서 이들 학문들의 장점을 융합하여 궁극적으로 [마음×뇌×몸]의 균형 잡힌 치료를 추구하는 다학제적 통합 의학(통합적 진단과 치료 프로세스)을 이용한 제3의 의료 과학에 토대를 둔 것이다.

〈소올하버드 3.3.3통합치료〉라고 이름 붙인 이 치료법은 필자의 지난 30여년 이상에 걸친 통합 의학(한의학, 서양의학, 보건학, 심신의학, 뇌과학, 신경과학, 면역학, 심리학, 시스템 생물학)적 연구에 이론적 토대를 둔 소올한의원과 소올뇌의학

연구소의 체계적인 치료 데이터와 미국 하버드대학교 의과대학과 부속병원의 서양의학, 심신의학, 뇌과학, 신경과학, 면역학, 심리학적 치료 방법론 등을 기반으로 완성된 것이다. 이것은 우리 몸의 3대 신경계인 자율 신경계, 중추 신경계, 체성 신경계의 통합적 건강과 균형을 이루게 하여 '마음'과 '뇌', 그리고 '몸'의 악순환의 고리를 끊어내는 방식으로 병이 오게 된 가장 근본적이고 근원적인 문제점을 해결하고자 하는 치료법이다.

이 과정에서 심신의학의 세계 최고 권위자인 하버드대학교 의과대학 허버트 벤슨 교수, 2011년 노벨의학상 수상자이자 면역학의 세계 최고의 대가인 텍사스대학교 사우스웨스턴 메디컬 센터 브루스 보이틀러 교수, 통합의학의 세계적인 석학 하버드대학교 의과대학 피터 웨인 교수, 시스템 생물학의 세계적 대가인 옥스퍼드대학교 생리·해부·유전학과 데니스 노블 교수 등 세계적인 석학들에게 배우고, 끊임없이 연구·개발되어 〈소울하버드 3.3.3통합치료〉가 탄생되었다.

이런 관점에서 보면 우리 동양의 '일체유심조(一切唯心造)'◆, 그리고 마음의 적절한 조절과 관련된 '중용(中庸)'의 철학은 현대적 의미에서도 참으로 대단한 것이다. 왜냐하면 마음이 혈액 순환(혈류[血流], 혈액의 흐름)을 관리하는 자율 신경계에 영향을 끼쳐 혈액 순환에 영향을 주므로, 결국 마음이 몸(중추 신경계인 뇌와 체성 신경계인 몸을 모두 포함한 개념)의 건강에 영향을 끼치기 때문이다. 따라서 '마음'의 상태가 안정되면 자율 신경계의 균형이 잡혀서 혈액 순환(혈류)이 좋아져 혈액 속의 영양분과 산소를 먹고 사는 '뇌'와 '몸'의 상태도 안정되게 되어 심신이 모두 건강해진다. 즉, 우리의 '마음'과 '뇌'와 '몸'은 자율 신경계◆◆를 통해 연결되고 있으며, 마음이 뇌와 몸을 움직이게 하는 것이다. 그래서 마음의 장애는 곧 뇌와 몸의 장애인 것이다. 이와 같은 맥락으

◆　〈화엄경〉의 핵심사상을 이루는 말로 "모든 것은 오직 마음이 지어 낸다."라는 뜻.
◆◆　자율 신경계는 뇌와 각 장기(소화기, 위 등의 내장을 포함한 몸 전체 기관의 총칭)를 연결하는 중요한 역할을 하고, 생명의 유지에도 중요함. 간단히 설명하면 자율 신경계는 '자기 의지대로 움직이지 못하는 심장이나 혈액 순환(혈류) 등의 기능을 관리하는 신경'임.

로 미국의 심신의학(Mind Body Medicine)에서는 "Mind your body(마음으로 몸을 움직여라)"라고 설명하고 있다. 동양에서는 이미 오래 전부터 이를 알고 있었고, 또 오래 전부터 '일체유심조', '중용'의 사상이 있어 왔다는 점이 아주 놀랍다. 또한 "시스템 생물학은 불교의 연기(緣起)◆적 사고와 닿아 있다."는 옥스퍼드대학교 데니스 노블 교수의 이야기도 이런 맥락에서 보자면 동양사상과 현대과학의 관련성이라는 새로운 관점으로 다가온다.

〈소울하버드 3.3.3통합치료〉를 풀어서 설명하면 다음과 같다.

첫 번째 '3'은 통합 치료의 '주체'가 되는 것이 단지 뇌 하

◆ 여러 가지 원인으로 생긴다는 인연의 이치를 의미하는 불교 교리. 연기는 여러 가지 원인에 의하여 생기는 상관관계의 원리임. 연기란 인연의 이치를 말하며 이를 차연성(此緣性)이라고 하는데, 현상의 상호 의존관계를 가리킴. 현상은 무상하며 언제나 생멸(生滅), 변화하는 것이지만, 그 변화는 무궤도적(無軌道的)인 것이 아니라 일정한 조건하에서는 일정한 움직임을 가지는 것이며, 그 움직임의 법칙을 연기라 함.[출처: 한국민족문화대백과사전(연기(緣起))]

나만이 아니라 뇌와 몸을 움직이게 하는 '마음(Mind)', 그리고 마음의 영향을 받아 움직이는 '뇌(Brain)'와 '몸(Body)'의 3가지 모두임을 말한다.

두 번째 '3'은 각각 어떤 '방식'으로 운영되어야 하는지를 말한다. 즉, 마음은 느긋하게 가지도록 한다(명상 치료 등을 통한 마음의 챙김과 회복을 통해 우리 몸에 스트레스 반응이 아닌 이완[휴식] 반응이 나오게 함). 그리고 뇌는 새로운 것을 발견(두뇌 홈 트레이닝, 취미 활동 등을 통한 뇌에 다양한 입체적인 자극이 필요함)하고, 사람들과 교류하면서 끊임없이 갱신되고 사용되는 것을 권한다. 마지막으로 몸은 많이 움직이고(걷기 및 뇌 활성화 운동 9가지 등), 적절한 영양(유전자 검진과 유전적 분석을 통해 유전적으로 몸에 필수적인 특정 영양소의 체내 흡수 및 이용률이 떨어지는 것을 해결하여 보다 완벽한 몸 건강을 지키고자 함)을 섭취하는 것을 부지런히 실천해야 한다는 내용이다.

세 번째 '3'은 모두 3단계 이상에 걸쳐서 통합적이고 '단계'적으로 마음과 뇌, 그리고 몸의 회복탄력성(원래 제자리로 돌아오는 힘)을 모두 체계적으로 단계별로 높여주어야 한다는 의미이다. 증상이 심한 경우나 이미 진단을 받은 경우에는 시간이 그만큼(3, 6, 9단계) 더 필요하다. 뇌 회복 탄력성을 높이는 데는 보통 1~3년 정도의 인내심을 가진 꾸준한 치료와 생활습관의 개선이 필요하다. 이 〈소올하버드 3.3.3통합치료〉 이후에는 환자 스스로 회복하고 우뚝 서게 하여('蘇兀[소올]'의 뜻임), 적절한 방식의 마음 챙김, 음식, 생활습관, 운동, 취미 활동 등을 통해 한의학의 사상체질 의학을 창시한 이제마와 서양의학의 시조로 일컬어지는 히포크라테스가 강조했던 자가 치유 능력◆을 향상시키는 평생 관리 체계로 들어가서 평생에 걸쳐 매년 정기 검진과 체계적인 관리를 하게 된다.

이렇게 될 때 '뇌 회복 탄력성(Brain resiliency)', '인지 예비력(Cognitive reserve)', '뇌 가소성(腦 可塑性, Brain plasticity, 뇌가 회복하는 힘)', '뇌 면역력', '뇌질환 방어 능력' 등으로 다양하게 불리는 뇌의 회복 관련 능력을 통합적이고 체계적으로 높

◆ Self-care, 사람이 본래부터 갖고 있는 스스로 병에서 회복하고자 하는 능력.

여갈 수 있게 된다. 이렇게 해서 마침내 치매, 파킨슨병, 뇌졸중 등의 뇌질환에 걸리지 않도록 또는 이미 걸린 경우에는 회복에 유리한 뇌의 기능과 구조로 변화하도록 도움을 줄 수 있다.

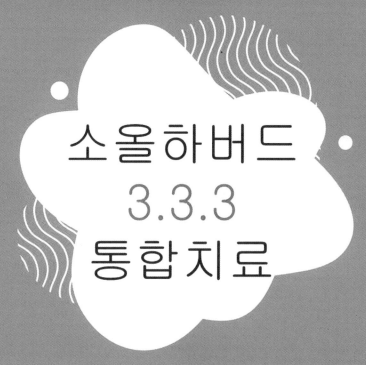

소올하버드
3.3.3
통합치료

30년 이상에 걸쳐 완성된 박주홍 박사의 통합의학적 치료방법

[
하버드대학교 의과대학의 과학적 연구

한의학 x 서양의학 x 보건학

심신의학 x 뇌과학 x 신경과학

면역학 x 심리학 x 시스템 생물학
 ]

뇌의 회복 관련 능력을 통합적으로 올려 치매, 파킨슨병, 뇌졸중 등
뇌질환을 예방하고, 회복에 유리한 기능과 구조로 변화하도록 도움을 줍니다.

박주홍 박사 1:1   02.498.7677
전화상담

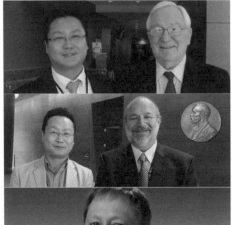

심신의학의 세계 최고 권위자.
하버드대학교 의과대학
허버트 벤슨 교수

2011년 노벨의학상 수상자.
면역학의 세계 최고의 대가.
텍사스대학교 사우스웨스턴 메디컬 센터
브루스 보이틀러 교수

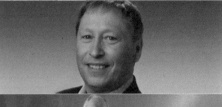

통합의학의 세계적인 석학.
하버드대학교 의과대학
피터 웨인 교수

시스템 생물학의 세계적 대가.
옥스퍼드대학교 생리·해부·유전학과
데니스 노블 교수

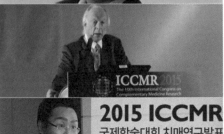

소올한의원 대표원장 박주홍 박사
〈약력〉
· 하버드대학교 의과대학&부속병원
  치매(심신의학, 암의학, 혈액학) 임상교육과정 수료
· 서울대학교 의학박사(한의학박사[교수]출신 1호)
· 서울대학교 보건학석사([한의학박사·의학박사]출신 1호)
· KBS, MBC, SBS 치매(뇌질환) 주치의

세계적인 석학들에게 배우고, 끊임없이 연구·개발하여 완성한
〈소올하버드 3.3.3통합치료〉는
5,000여년 이어진 [한의학적 지식]과 풍부한 치료 데이터에
[한의학x서양의학x보건학], [심신의학x뇌과학x신경과학], [면역학x심리학x시스템 생물학]의
장점을 융합해 우리 몸의 3대 신경계의 균형을 이루게 하여
뇌 면역력, 뇌질환 방어능력, 뇌 회복 탄력성을 높이는 치료법입니다.

"세상에 치매, 파킨슨병, 뇌졸중 등과 같은 뇌질환을
한 번에 치료할 수 있는 단 하나의 치료법은 없습니다.

또한 모든 사람에게 효과가 있는 단 하나의 치료법도 없습니다."

진단명은 같아도 사람마다 그 원인과 치료법이 다르기에
다양한 방면의 의학적 연구와 치료 데이터를 체계적으로
통합한
치료방법이 필요한 것입니다.

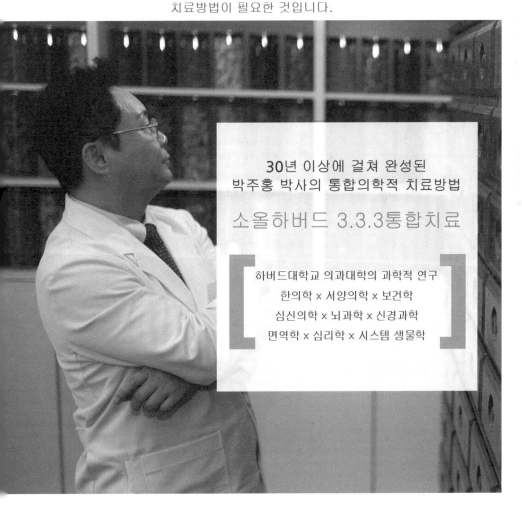

30년 이상에 걸쳐 완성된
박주홍 박사의 통합의학적 치료방법

소올하버드 3.3.3통합치료

[하버드대학교 의과대학의 과학적 연구
한의학 × 서양의학 × 보건학
심신의학 × 뇌과학 × 신경과학
면역학 × 심리학 × 시스템 생물학]

소올하버드

첫 번째 **'3'**은 치료의 '주체'가 단지 '뇌' 하나만이 아니라
'마음', '뇌', '몸' 3가지 모두임을 말합니다.

치료주체 1: 마음(자율신경계)
마음은 혈액순환을 관리하는 자율신경계에 영향을 끼친다.

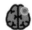
치료주체 2: 뇌(중추신경계)
마음(자율신경계)은 중추신경계와 밀접하게 연결되어 있다.

치료주체 3: 몸(체성신경계)
마음(자율신경계)의 안정은 혈류를 좋게 만들 수 있어 신체 회복과 연결되어 있다.

두 번째 **'3'** 은 마음, 뇌, 몸이
각각 어떠한 '방식'으로 운영되어야 하는지를 말합니다.

'마음'은 느긋하게
명상치료 등을 통해 스트레스 반응이 아닌 이완[휴식] 반응이 나오게 합니다.

'뇌'는 새로운 것을 발견하고, 사람들과 교류
두뇌 홈트레이닝 등을 통해 다양하고 입체적인 자극으로 끊임없이 사용하고 갱신합니다.

'몸'은 많이 움직이고, 적절한 영양섭취를
걷기 등으로 뇌를 활성화하고 적절한 영양 또한 부지런히 섭취해야 합니다.

세 번째 **'3'** 은 마음, 뇌, 몸이 회복탄력성(제자리로 돌아오는 힘)을
3 단계 이상에 걸쳐 단계별로 높여주어야 한다는 의미입니다.

1단계(4, 7단계)
마음(Mind)의 회복탄력성을 높임

2단계(5, 8단계)
마음(Mind), 뇌(Brain)의 회복탄력성을 높임

3단계(6, 9단계)
마음(Mind), 뇌(Brain), 몸(Body)의 회복탄력성을 높임

*증상이 심한 경우나 이미 진단을 받은 경우에는 그만큼 시간이 더 필요합니다. (3, 6, 9단계)

결과적으로 소올하버드 **3.3.3**통합치료가 완료되면
마침내 치매, 파킨슨병, 뇌졸중 등의 뇌질환에 걸리지 않도록
또는 이미 걸린 경우에는 회복에 유리한 뇌의 기능과 구조로 변화하도록 만드는 것입니다.

Foreign Copyright:
Joonwon Lee   Mobile: 82-10-4624-6629
Address: 3F, 127, Yanghwa-ro, Mapo-gu, Seoul, Republic of Korea
          3rd Floor
Telephone: 82-2-3142-4151
E-mail: jwlee@cyber.co.kr

뇌박사 박주홍의
뇌졸중 이야기

2024. 1. 10 초판 1쇄 인쇄
2024. 1. 17 초판 1쇄 발행

지은이 | 박주홍
펴낸이 | 최한숙
펴낸곳 | BM 성안북스

주 소 | 04032 서울시 마포구 양화로 127 첨단빌딩 3층(출판기획 R&D 센터)
         10881 경기도 파주시 문발로 112 파주 출판 문화도시(제작 및 물류)

전 화 | 02) 3142-0036
         031) 950-6300

팩 스 | 031) 955-0510
등 록 | 1973. 9. 18. 제406-1978-000001호
출판사 홈페이지 | www.cyber.co.kr
이메일 문의 | smkim@cyber.co.kr
ISBN | 978-89-7067-440-7 (13510)
정가 | 25,000원

이 책을 만든 사람들
총괄·진행 | 김상민
기획 | 북케어
본문·표지 디자인 | 디박스
홍 보 | 김계향, 유미나, 정단비, 김주승
국제부 | 이선민, 조혜란
마케팅 | 구본철, 차정욱, 오영일, 나진호, 강호묵
마케팅 지원 | 장상범
제 작 | 김유석

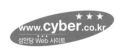

■ 도서 A/S 안내

성안북스에서 발행하는 모든 도서는 저자와 출판사, 그리고 독자가 함께 만들어 나갑니다.
좋은 책을 펴내기 위해 많은 노력을 기울이고 있습니다. 혹시라도 내용상의 오류나 오탈자 등이
발견되면 "좋은 책은 나라의 보배"로서 우리 모두가 함께 만들어 간다는 마음으로 연락주시기
바랍니다. 수정 보완하여 더 나은 책이 되도록 최선을 다하겠습니다.
성안북스는 늘 독자 여러분들의 소중한 의견을 기다리고 있습니다. 좋은 의견을 보내주시는 분께는
성안당 쇼핑몰의 포인트(3,000포인트)를 적립해 드립니다.
잘못 만들어진 책이나 부록 등이 파손된 경우에는 교환해 드립니다.